図解でわかる

下半身に筋肉をつけると「太らない」「疲れない」

フィジカルトレーナー
中野ジェームズ修一 著

大和書房

図解でわかる
下半身に筋肉をつけると
「太らない」
「疲れない」

はじめに

フィットネス業界に長年身を置き、海外のフィットネス事情も見てきた私がこの頃よく感じるのは、多くの日本人はトレーニングや運動が嫌いだということです。一方で、簡単に取り入れることのできる健康やダイエットに関する情報にはとても過敏に反応します。そんな状況のなか、あなたがこのタイトルの本を手にとってくださったことをとても嬉しく思います。「運動をしなくては」と思ったからですよね？　下半身に筋肉をつけないと、根本的に変わらないということは薄々気づいていたのではないでしょうか？　それは正解です。

筋肉は、年に約1％ずつ衰えていきます。自ら筋肉をつくらないと、歳を重ねるごとに太りやすくなりますし、要介護の可能性も否めません。筋肉というのは、からだのなかで、言ってみればとても大きなエンジンで、多くのエネルギーを使います。しかし、その大きなエンジンを普段動かしていないと、からだは必要ないと判断してどんどん小さくします。つまり、筋肉が減っていくということです。大きなエンジンのためにエネルギーだけがどんどん使われては、効率が悪いからです。からだはその人の活動のしかたによって変化します。活動が多ければエンジンも大きくなり、少なけ

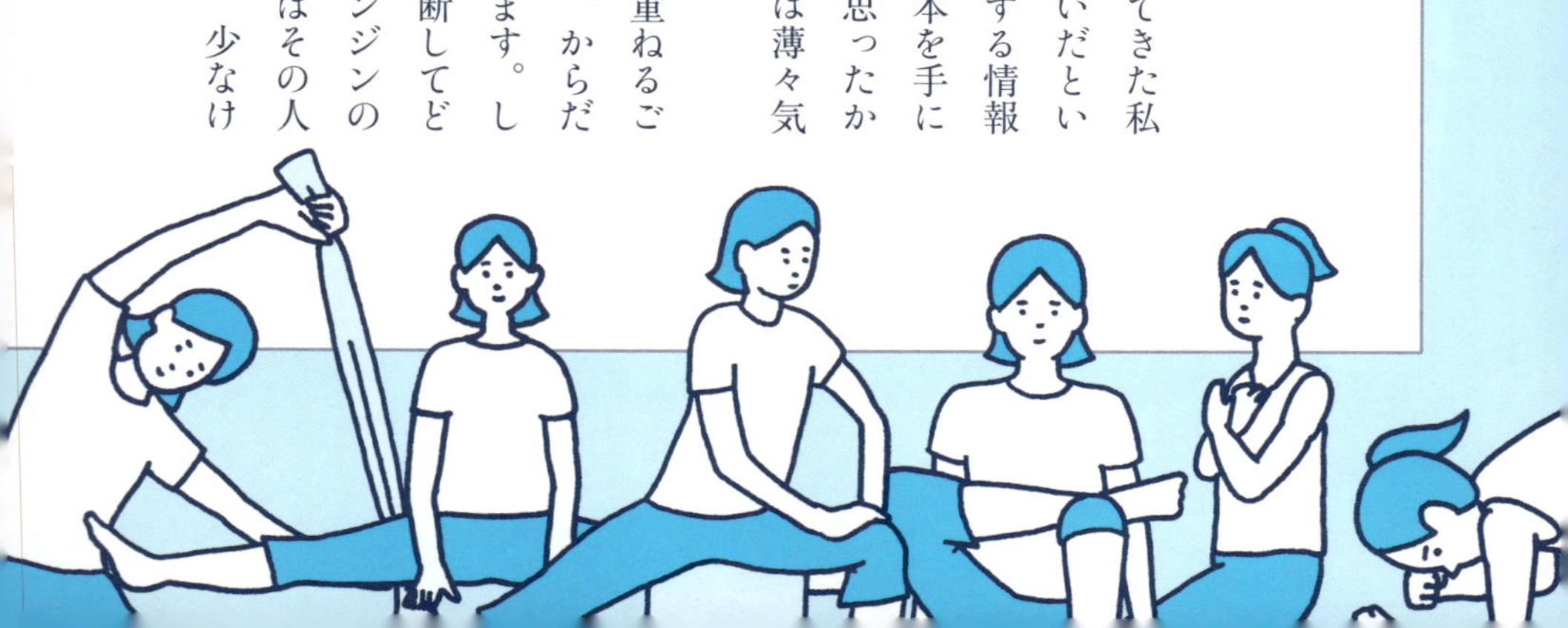

れば少ないなりに生きていけるように適応するわけです。

下半身の筋肉は、エンジンのなかでも大きなものの一つです。このエンジンを使えば、効率よく活動的なからだに自然と変化していきます。ですから、最初にやるべきことは、下半身を鍛えることなのです。はじめのステップがストレッチだけでは、なかなか効果を出せません。

本書では、大きなエンジンを使って効果を出すための実践を紹介しました。下半身の筋トレは、ある程度激しいトレーニングをしなければ効果は期待できません。しかし、もともと運動嫌いだった方は、それでは挫折してしまいます。ここでは運動嫌い、運動に慣れない方が「最初に行うべきトレーニング」を紹介しています。まずは1日に5～10分運動習慣を取り入れるところから始めて、エンジンを大きくしてエネルギーをたくさん使えるからだをつくりましょう。運動が継続できるようになるためには「重要性」と「自信」が必要です。あなたに重要性を深く理解していただくために、なぜ下半身の筋トレなのかを文章と漫画で説明しています。そして、自分はこの本を買うという行動を起こすことができたのだから、絶対にできる！と自信を持ってください。読み終えた後には、運動を続けられるあなたになっているはずです。

中野ジェームズ修一

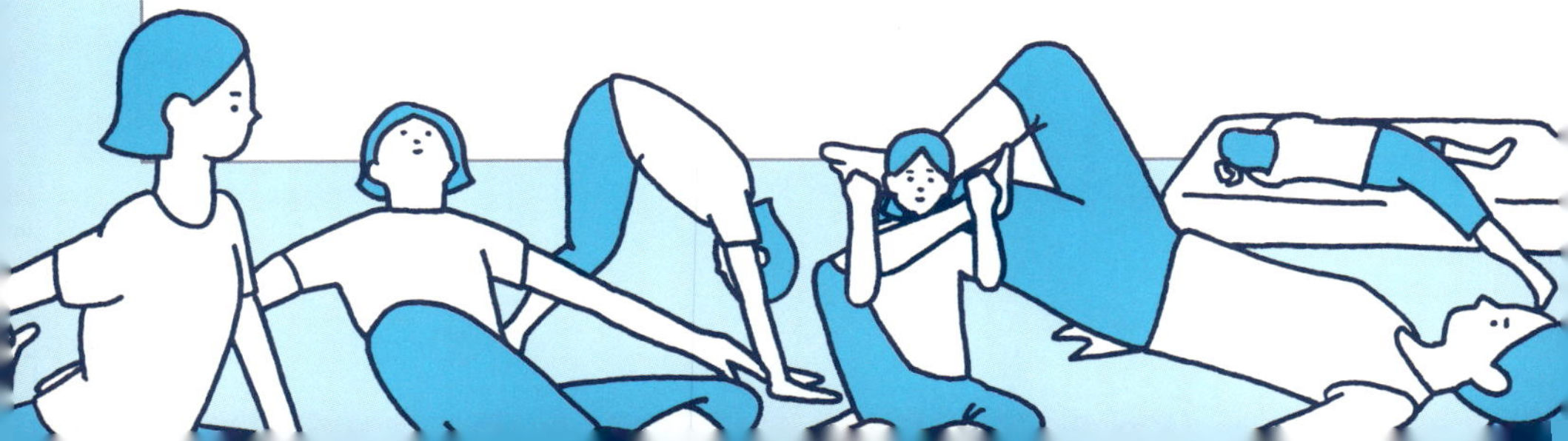

PROLOGUE

下半身の筋肉をつけることがアンチエイジングのすべてです。

なぜ筋肉をつけることが大切なのか

30代半ばから40代の女性にとって、これからのアンチエイジング（抗加齢）に欠かせないことは、「下半身の筋肉をつけること」です。これは、私がパーソナルトレーナーとして、たくさんの女性のからだづくりをサポートしてきたなかで得た結論です。

40歳前後になると、女性も男性も、自分のからだの変化をはっきりと感じるようになります。

「痩せにくくなった」

「ボディラインが崩れてきた、肌にハリがなくなってきた」

「疲れやすい、疲れがとれなくなった」

この世代の〝3大悩み〟です。こうした肉体的な衰えを食い止め、若々しいからだを手に入れるために、もっとも有効な手段が「下半身の筋肉をつけること」なのです。

なぜ筋肉なのか、なぜ下半身なのか。それには当然根拠があります。まず、どうして筋肉をつけるとアンチエイジングになるかについて考えてみます。

たとえば、脳。脳を活性化するには、頭を使うトレーニングが効果的と思われているかもしれませんが、じつは、手足を動かすことほど脳の活性化につながるものはありません。最新の脳科学によって、運動をして筋肉を動かすことで脳の神経成長因子が35%も増えることがわかっています。

また、「痩せる」ということを考えてみても、筋肉ほど脂肪をエネルギー源として消費してくれるものはありません。筋肉量を増やせば、普段の生活のなかで使われるエネルギーが多くなり、効率的に脂肪は燃焼されます。反対に、筋肉が少ないと、食べすぎていなくてもエネルギーとしてうまく消費されずに脂肪になりがちです。年をとって太りやすくなったとよくいわれますが、これは筋肉量が少なくなって、燃費のよいからだになっているからなのです。年齢のせいではありません。運動をして筋肉がついてくると、食べたものをちゃんと消費してくれるからだに戻すことができるのです。

また、筋肉量が多いと、疲れにくくなります。たとえば、これまで階段を使うとすぐに疲れてしまっていたのが、ラクにできるようになる、ちょっと走ってもバテなくなるなど、生活のなかで「疲れ」を感じることが少なくなってくるはずです。

若さの鍵、成長ホルモンが多く分泌される

さらには、筋肉を大きく動かすことで、成長ホルモンが分泌されるようになります。成長ホルモンは、

PROLOGUE

若返りに大きな役割を果たしてくれます。

たとえば、肌の水分量を保つのは成長ホルモンのはたらきによるものです。私たち運動生理の専門家からすると、肌は排出器官であり体温調節器官。毛穴から汗や皮脂などの老廃物を排出したり、一定の体温に調節してくれたり、肌のトラブルを防いだりしているのです。

その毛穴から栄養素を入れて美容効果を期待するというのはどうでしょう。皮膚学からすれば多少の効果はあるのかもしれませんが、身体機能のしくみからすると、まるで肛門から栄養を注入して腸を元気にするような行為に見えます。

どこかおかしいとは思いませんか？

そもそも肌のハリやツヤをつくるのは、毎日の食事から吸収されるたんぱく質などの栄養素です。バランスのいい食生活を心がけることと、運動によって成長ホルモンの分泌量を増やすことで、みずみずしくハリのある、若々しい肌を取り戻すことができるのです。

そうしたからだのしくみを無視し、数万円もする化粧品に頼ることがいかに非効率なことかおわかりいただけるのではないでしょうか。

後ほどくわしく説明しますが、成長ホルモンはほかに脂質代謝を促進して体脂肪を落としやすくしたり、たんぱく質代謝を促してシワをできにくくしたり、免疫機能を維持するなどのはたらきがあります。

このように、筋肉を動かして成長ホルモンの分泌を促進することは、美容効果もあるのです。

下半身の筋肉づくりから始めよう

最近は、女性の美容と健康のために筋肉をつけることが大切だという指摘が少しずつ増えてきており、喜ばしい傾向だと思っています。さらに私は一歩進んで、全身の筋肉のなかでもとくに「下半身の筋肉をつける」ことにこだわり、自分のクライアントさんのメニューに反映させてきました。本書でも一貫して、下半身の筋肉の重要性を説いています。

なぜ下半身なのか、3つの理由があります。

第1に、「老化は足腰から」というように、下半身の筋肉から衰えていくからです。筋肉が少ないと疲れやすくなります。すると、疲れるから、からだを動かさない→消費カロリーが落ちる→太りやすくなるという悪循環にはまってしまいます。疲れにくいからだをつくるために、最優先に鍛えるべきなのが下半身の筋肉なのです。

第2に、下半身には全身のなかでも大きな筋肉が集中しています。大きな筋肉を動かせば、それだけエネルギーを消費してくれます。つまり、下半身の筋肉を増やすことは、代謝を高め、効率的に脂肪燃焼しやすい体質をつくることになるのです。

第3に、下半身は第二の心臓ともいわれています。心臓から送り出された血液を、足の先から心臓まで押し上げてくれているのは下半身の筋肉の収縮・伸張活動によるものです。女性はよく、脚がむくむ、脚が太く見える、脚が疲れるなどといいますが、これらの悩みは、下半身の筋肉を増やし、血液の循環が活発になることで改善できるものなのです。

眠っている筋肉を目覚めさせよう

この本は、アンチエイジングをテーマにしています。私がパーソナルトレーニングの現場で培ってきたノウハウのなかから、今まで運動をしてこなかった人でも無理なく始められ、効果の出るエクササイズや、最低限知っておいてほしいからだの知識、食生活のアドバイス、そして、このアンチエイジング生活を長く続けるための気持ちの持ち方までをまとめました。

ぜひ、本書に書かれていることのなかから一つでも実践してみてください。できることからでいいのです。「今日から階段を使うようにしよう」でも、「今日から朝食をとる生活に切り替えよう」でもいい。それがあなたの生活習慣の一つになることが本書の目的です。

なかには、ここに書かれた内容をハードルが高いと感じる人もいるでしょう。何十年と運動習慣がなかった人にとっては、階段を使うことすらも、精神的、肉体的にストレスを与えるかもしれません。

でも、やってみる前からできないと決めつけてはいませんか？ エスカレーターなしの生活なんか考えられないといっていた人が、階段をエクササイズがわりにしていたり、走るなんて絶対無理と思い込んでいた人が、ほぼ毎朝ランニングしてから出勤する生活に変わったなどという例を、私はじつにたくさん見てきました。

ある30代半ばの女性は、家族全員でマンションの3階の自宅まで階段を使う生活に切り替えたら、それだけで2カ月後、なんと家族全員が平均して3キロ体重が落ちたそうです。ご本人はからだが軽くなったと大喜びしていました。

また、40歳のフリーライターは夜型の不健康な生活から朝型に切り替え、ほとんど食べる習慣のなかった朝食をとること、8時起床（それ以前は9時、10時が当たり前だった）を心がけるようになったら、すこぶる体調がよく、仕事もはかどると報告してくれました。

こうした喜びの声を聞くと、私も非常に嬉しいです。彼女たちは「習慣化」という最強の武器を手に入れたのです。

私は雑誌や書籍のエクササイズの監修を３００冊以上してきましたが、ハウツーだけでは人の習慣は変わらないことを痛感しています。それだけでは、人をモチベートすることができないのです。ですから、私は本書のように文章によるスタイルにこだわり、あらゆる角度から、あなたの運動意欲にスイッチが入るよう、それが長く続けられるよう工夫をこらしています。習慣が変われば、からだは必ず変わるのです。この本が、あなたのライフスタイルによい変化を起こすことを願っています。

筋肉がつき始め、からだが引き締まってきた、動きが軽くなってきた、疲れにくくなってきた、などの変化を感じるようになるには、最低でも2カ月は必要です。ずいぶん遠い先のように感じるかもしれませんが、エスカレーターを極力階段にする、会社・駅から自宅までの徒歩をキビキビ歩きにする。これを2カ月続けてみてください。

運動習慣のなかった人は、それだけでも筋肉量を増やすことはできるのです。まずは、使われずに眠っていた筋肉を目覚めさせることから始めましょう。

CONTENTS

図解でわかる
下半身に筋肉をつけると
「太らない」「疲れない」

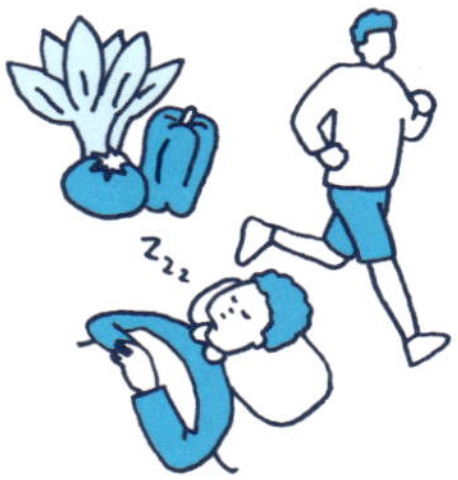

本書の使い方

下半身の**筋トレ**

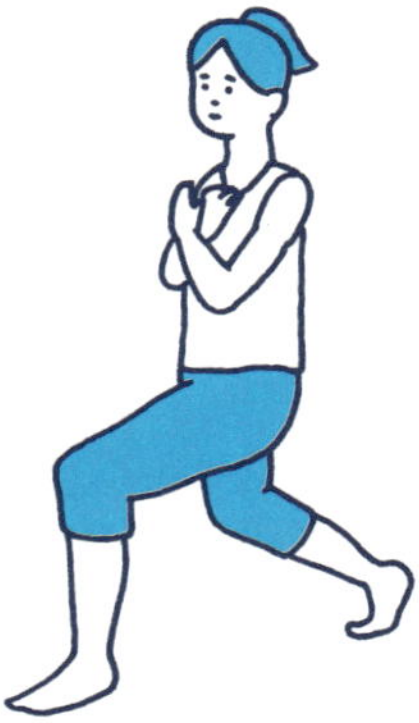

6カ月間の筋トレプログラム。大きな筋肉が集まっている下半身から鍛えることで、筋肉量を取り戻し、基礎代謝量を上げて、太らない、疲れないからだにします。1カ月目から始めて、無理なくできる方は、3〜4カ月、5〜6カ月から始めてもOKです。

下半身の**ストレッチ**

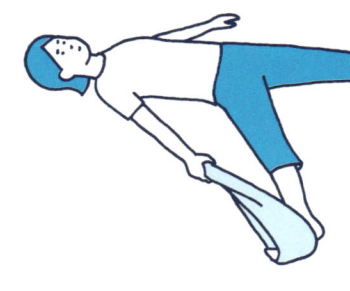

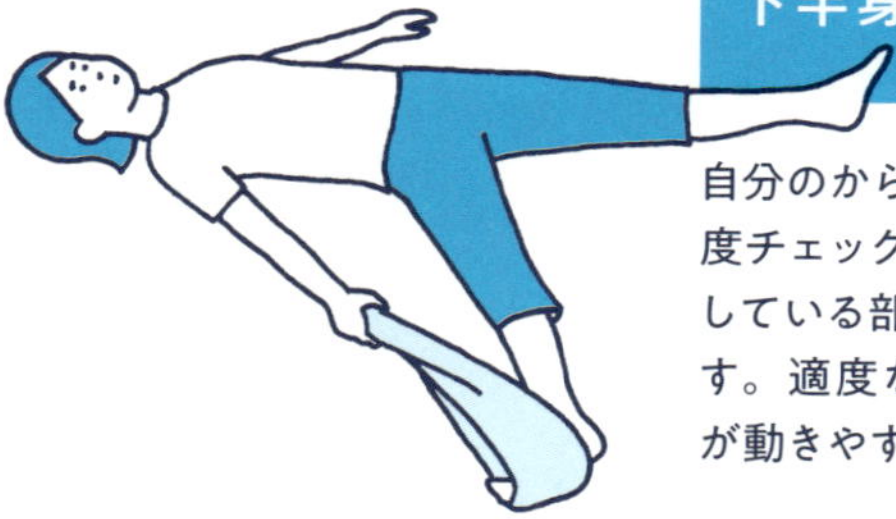

自分のからだのどこが硬いかを「柔軟度チェック」で確認し、柔軟性が不足している部位を選んでストレッチします。適度な柔軟性になると、からだが動きやすくなります。

ライフスタイル

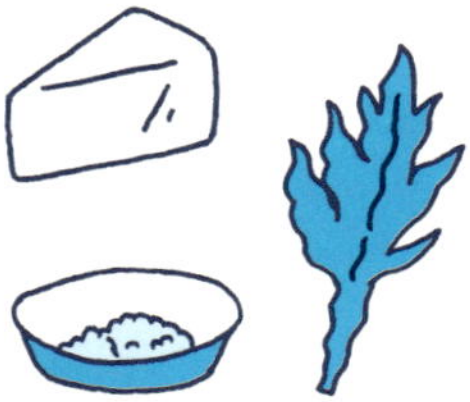

日頃のからだの動かし方や食べもの、食べ方を少し変えるだけで、筋肉は増えます。また、運動を続けるヒントなども紹介しています。

PART 1

筋肉をつけないと老化する

筋トレ Month 1~2

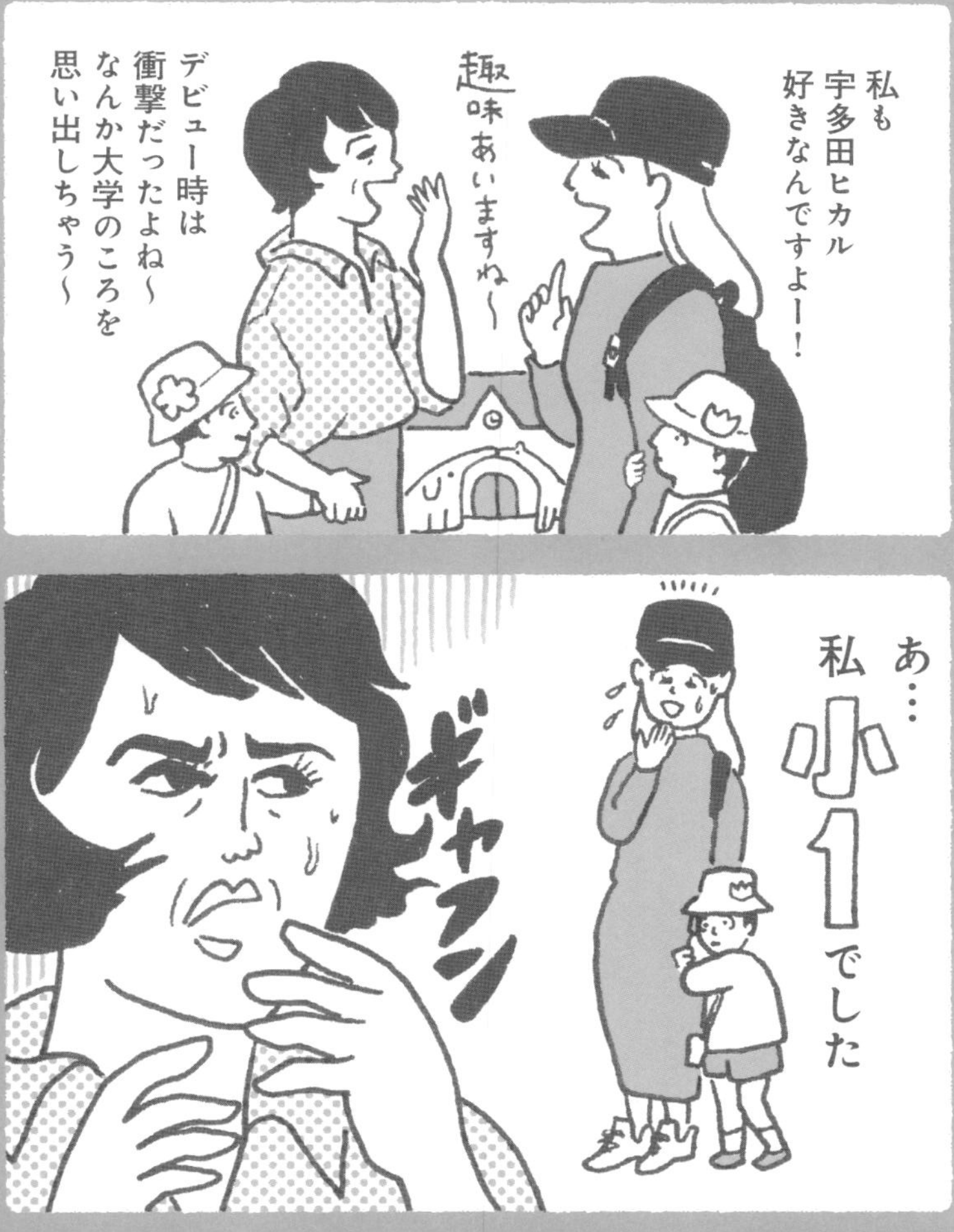

私も宇多田ヒカル好きなんですよー！
趣味あいますね〜
デビュー時は衝撃だったよね〜なんか大学のころを思い出しちゃう〜
あ…私小1でした
ギャフン

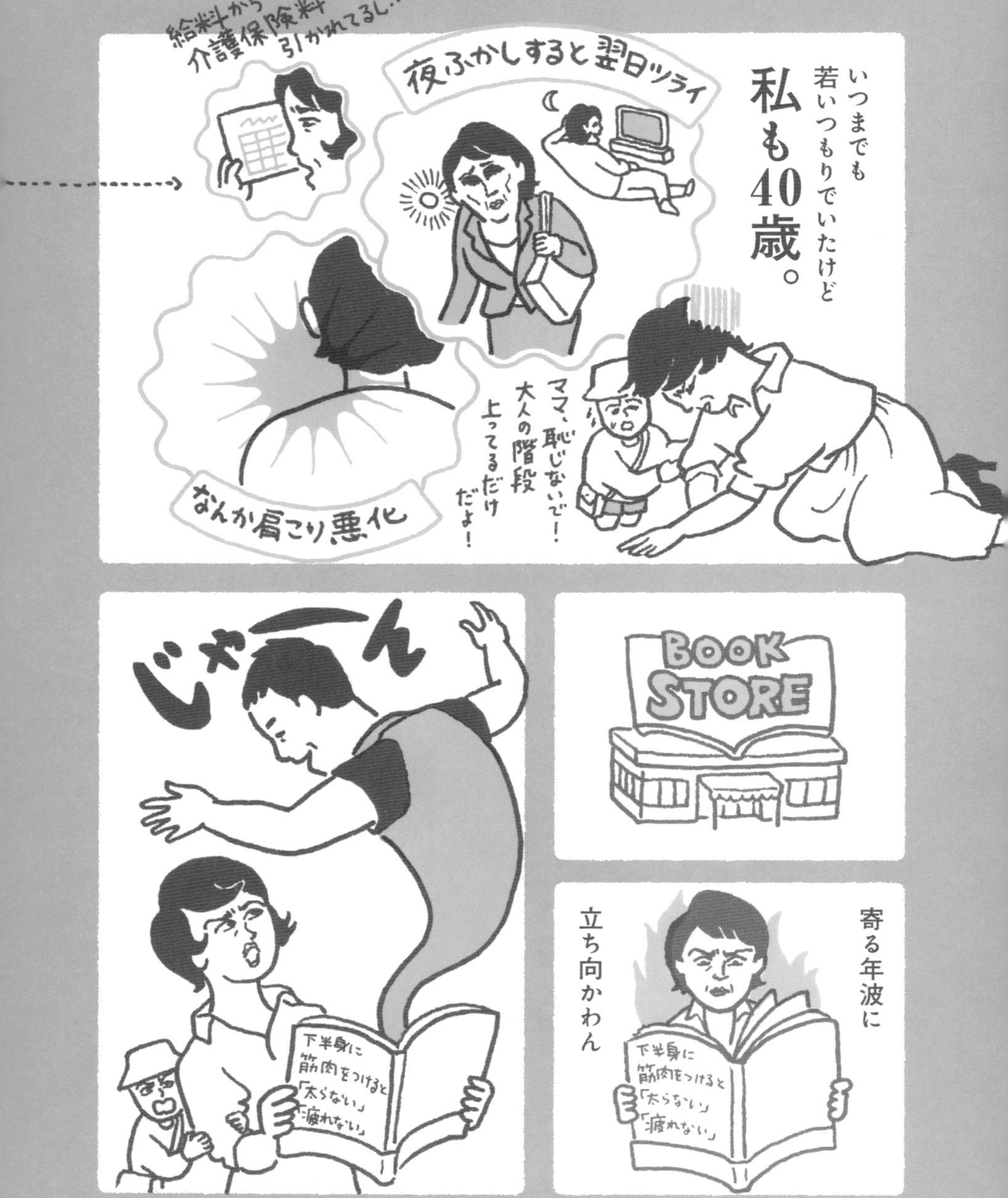
いつまでも若いつもりでいたけど
私も40歳。
夜ふかしすると翌日ツライ
給料から介護保険料引かれてるし…
なんか肩こり悪化
ママ、恥じないで！大人の階段上ってるだけだよ！
BOOK STORE
寄る年波に
立ち向かわん
下半身に筋肉をつけると「太らない」「疲れない」
じゃーん
下半身に筋肉をつけると「太らない」「疲れない」

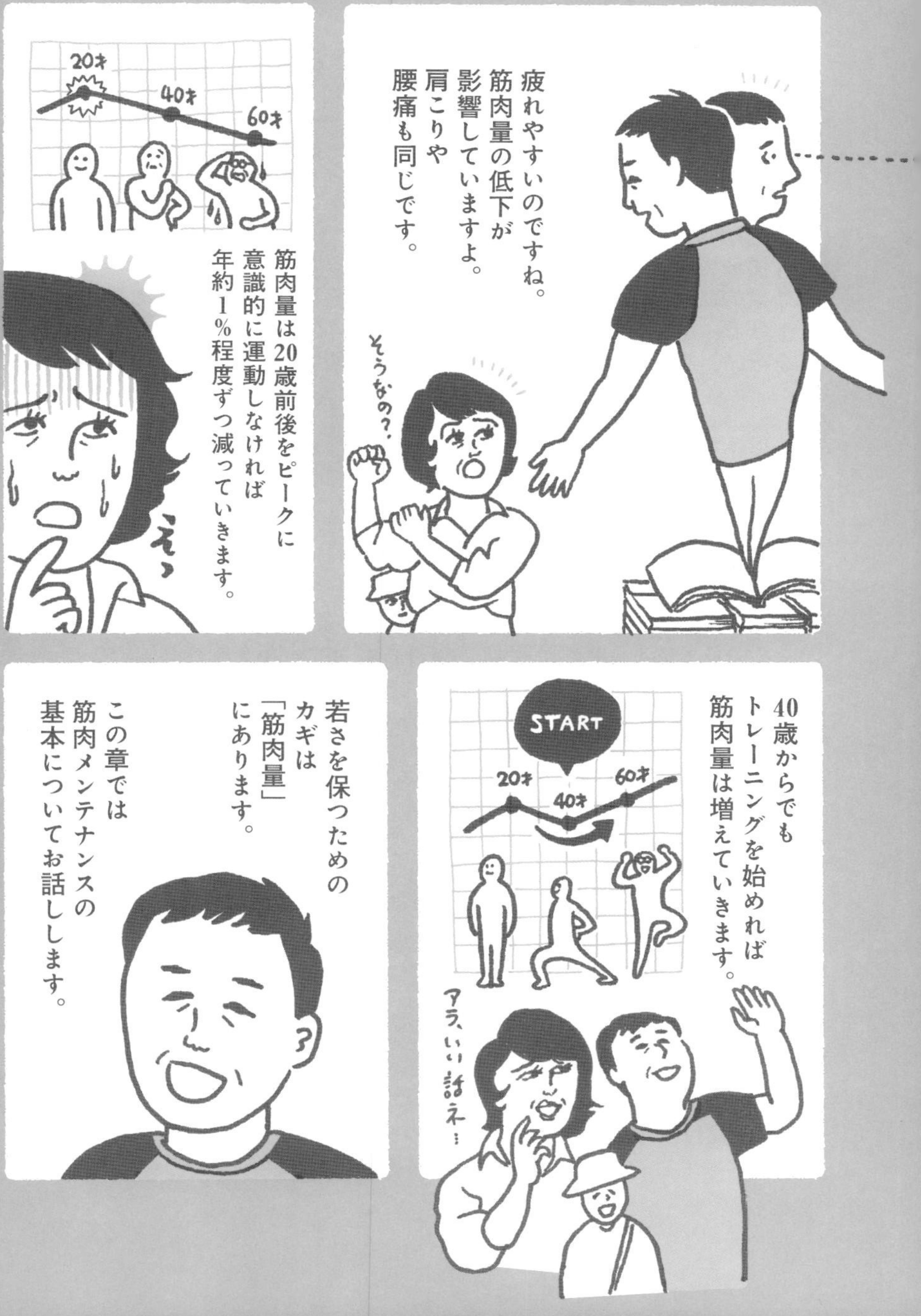
疲れやすいのですね。
筋肉量の低下が影響していますよ。
肩こりや腰痛も同じです。
そうなの？
20才
40才
60才
筋肉量は20歳前後をピークに意識的に運動しなければ年約1％程度ずつ減っていきます。
え？
40歳からでもトレーニングを始めれば筋肉量は増えていきます。
START
20才
40才
60才
アラ、いい話ネ…
若さを保つためのカギは「筋肉量」にあります。
この章では筋肉メンテナンスの基本についてお話しします。

大きな筋肉を鍛えて〝痩せ体質〟に

〝痩せ体質〟になるには、次の３点がポイントです。
①筋肉量が多い
②定期的に運動をする習慣がある
③摂取カロリーをコントロールできる
効果的に脂肪を燃焼させるには、まず大筋群《だいきんぐん》の筋トレをして基礎代謝を上げる。それからランニングやウォーキング、ダンスなどの有酸素運動を行い、脂肪燃焼量をアップするのが鉄則です。

下半身の大きな筋肉を鍛える

下半身→上半身の順に行うのが効果的。下半身を優先させるのは、下半身は上半身よりもサイズの大きな筋肉が集まっていて、それだけ大きな負荷で鍛える必要があるからです。40 歳からの〝痩せ体質〟をつくるための筋トレとして、下半身２種目６カ月クールを紹介しています。

1 フロントランジ 直立した状態から、前に片脚を踏み込む動作を行うベーシックな筋トレ。太もも全体の強化、おしりの引き締め、ヒップアップなどに効果的。

---

2 ヒップリフト 太もも裏側のハムストリングスの強化やヒップアップ効果を狙った筋トレ。

---

3 スクワット 直立した状態から膝を屈伸する筋トレ。太もも全体の強化、おしりの引き締め、ヒップアップなどに効果的。

○１～２カ月……18 ページ～
○３～４カ月……54 ページ～
○５～６カ月……102 ページ～
　１カ月目から始めて、無理なくできる方は、３～４カ月、５～６カ月から始めても OK です。その月の筋トレを週３回以上行うのが目安です。

筋トレをするときのコツ

1 2～3セット1クールを同じフォームで

筋トレをすると、筋線維が損傷されます。筋肉は、一つの筋肉に対して数千本もの筋線維が集まってできています。同じ動きの筋トレは、同じ筋線維に対して刺激を与えます。フォームをできるだけ変えないで2セット目を行います。一つの筋肉内にある数千本の筋線維のほとんどを損傷させようというのが、2～3セット以上行うことの意味でもあるのです。

※2セット目でフォームを変えると、他の部位の筋肉が使われてしまうので、効果は下がってしまいます。

2 休まないでさっさとトレーニングを済ませる

セット間の休み（インターバル）は、60～90秒以内、テレビCM2～3本分ぐらいで2セット目に入りましょう。

高い負荷で筋トレを行うと、筋肉のなかに急激に乳酸が一時的に蓄積されます。急激にたくさんの乳酸が筋肉中にたまると、脳が反応して成長ホルモンの分泌が促されます。

3 効果を実感できるとき

トレーニングを始めると、神経（運動神経）のはたらきが強化されスムーズに筋線維を伸び縮みさせる命令が下されやすくなります。そのまま続けていると、今度は一つひとつの筋線維が太くなっていき、2～3カ月後に実質的な効果を実感できます。

筋トレのレベル
1ヵ月目
★★★

Month 1

オープンスタンスキッチンスクワット

太もも

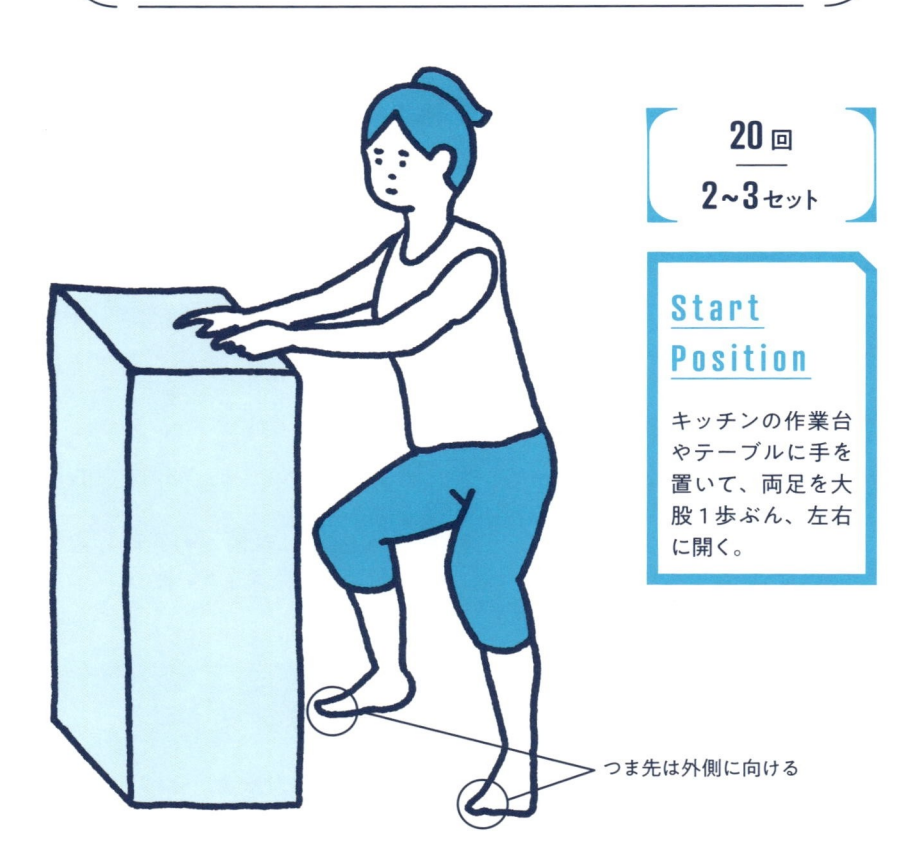

20回
2~3セット

Start Position

キッチンの作業台やテーブルに手を置いて、両足を大股1歩ぶん、左右に開く。

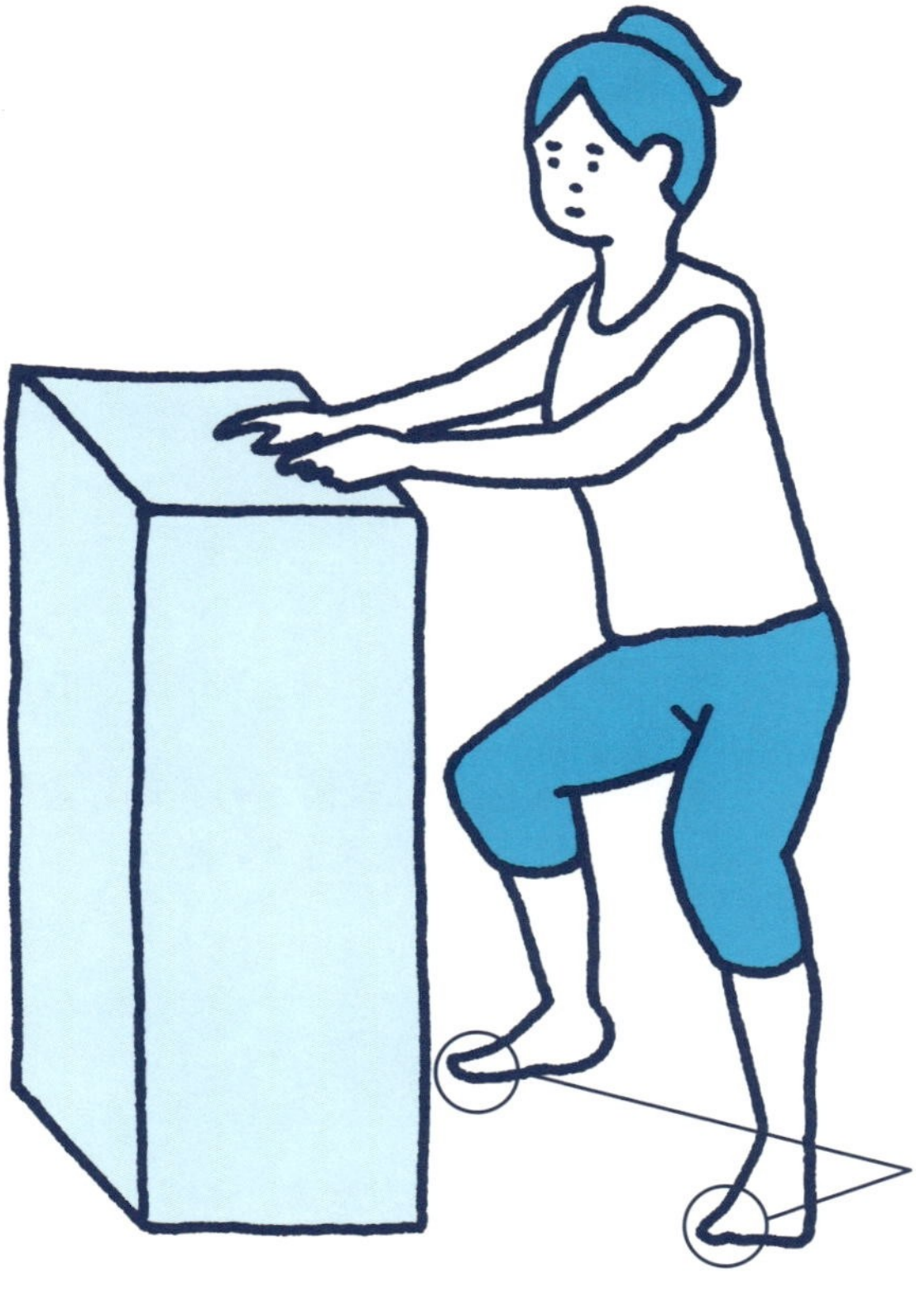

つま先は外側に向ける

1 椅子に座るように膝を曲げて腰を沈める。胸を張り、背すじを伸ばす。

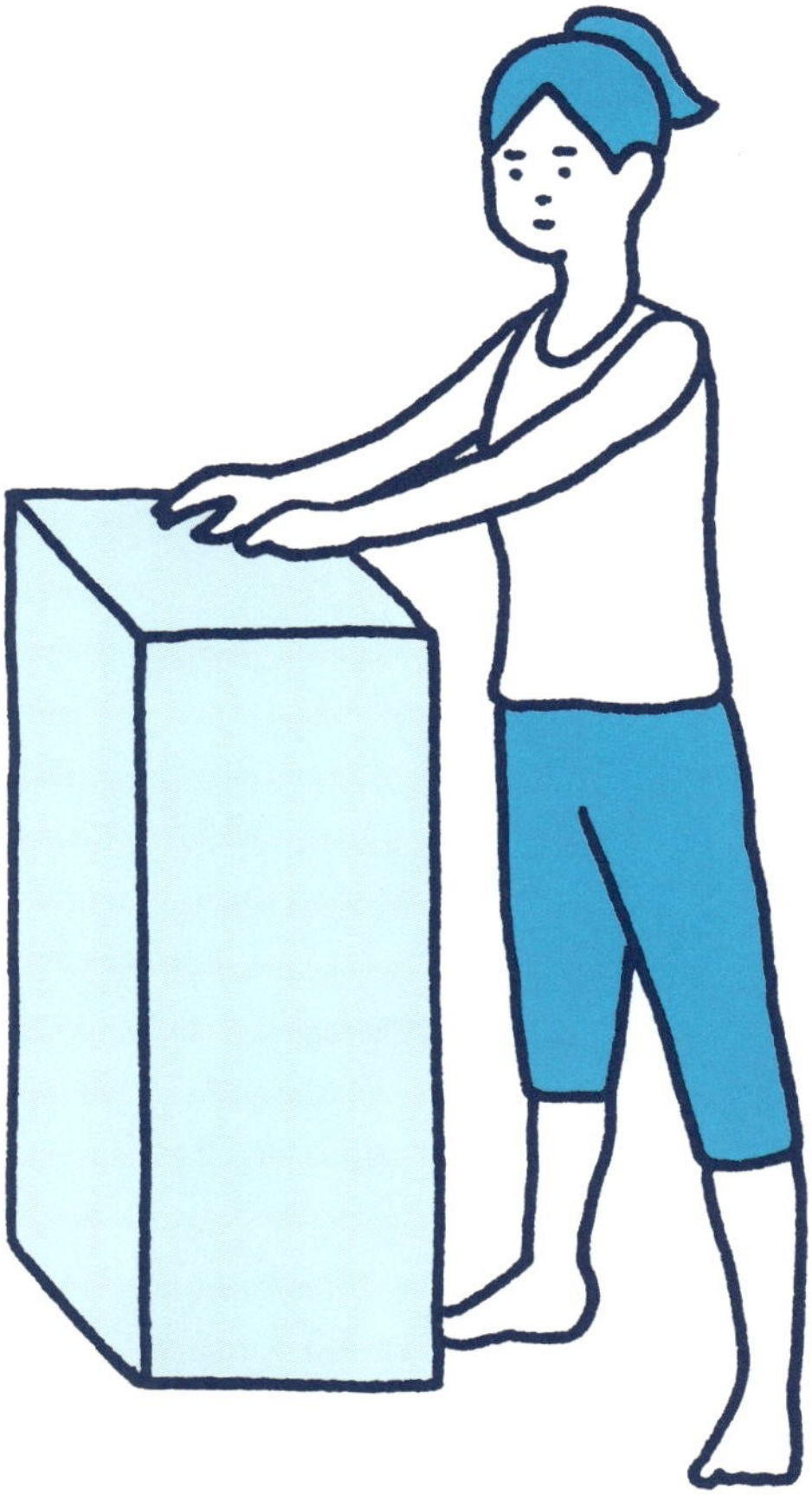

2　胸を張って背すじを伸ばした状態をキープしながら、4秒かけてゆっくり膝を伸ばして立ち上がる。

3　4秒かけて①に戻る。

レッグリフト

お尻

左右20回

2~3セット

Start Position

床に四つんばいになる。

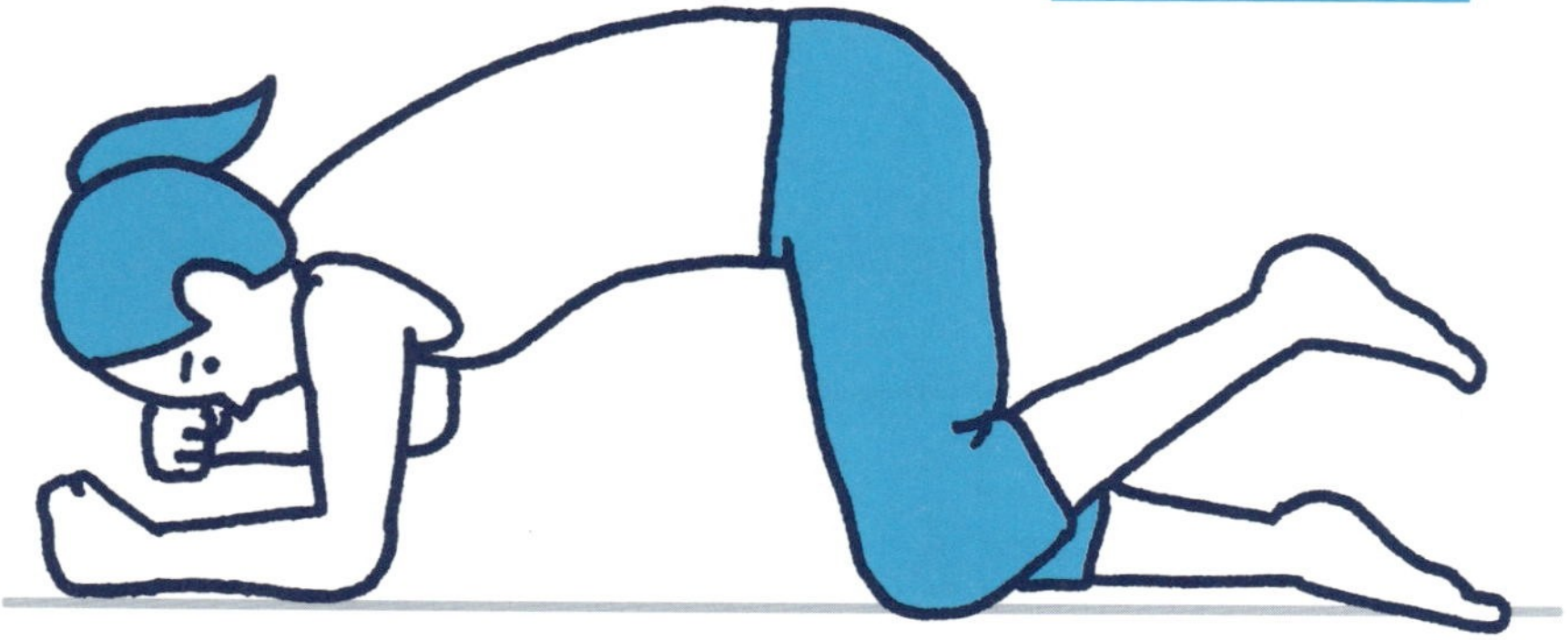

1 手を握って肘から下を床につける。

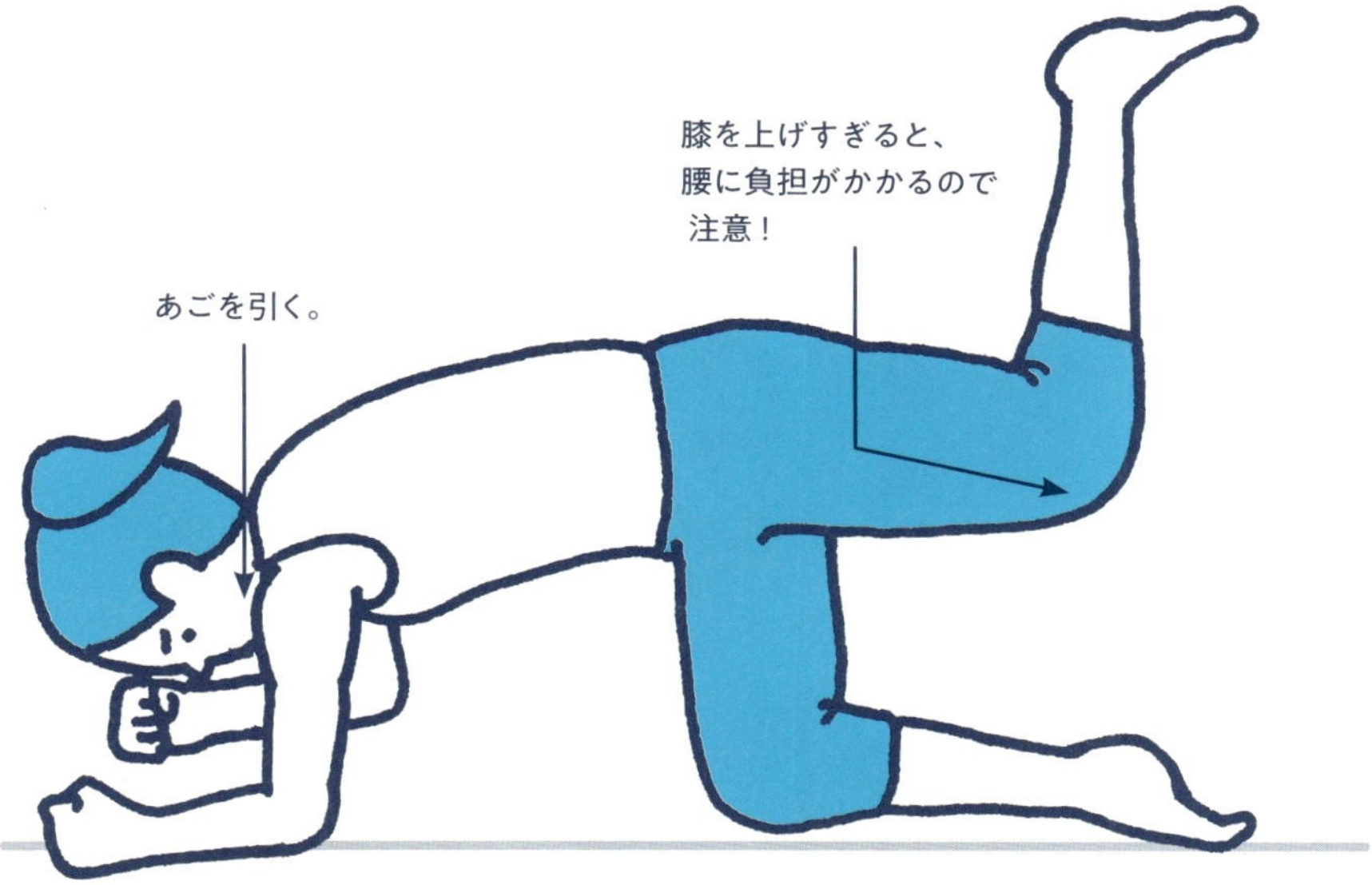
膝を上げすぎると、
腰に負担がかかるので
注意！
あごを引く。

2　左膝を 90 度に保ったまま上に持ち上げる。
持ち上げるときに息を吐き、戻すときに息を吸う。

3　①～②を右脚も行う。

筋トレのレベル
2ヵ月目
★☆☆

Month 2

フロントランジ

太もも

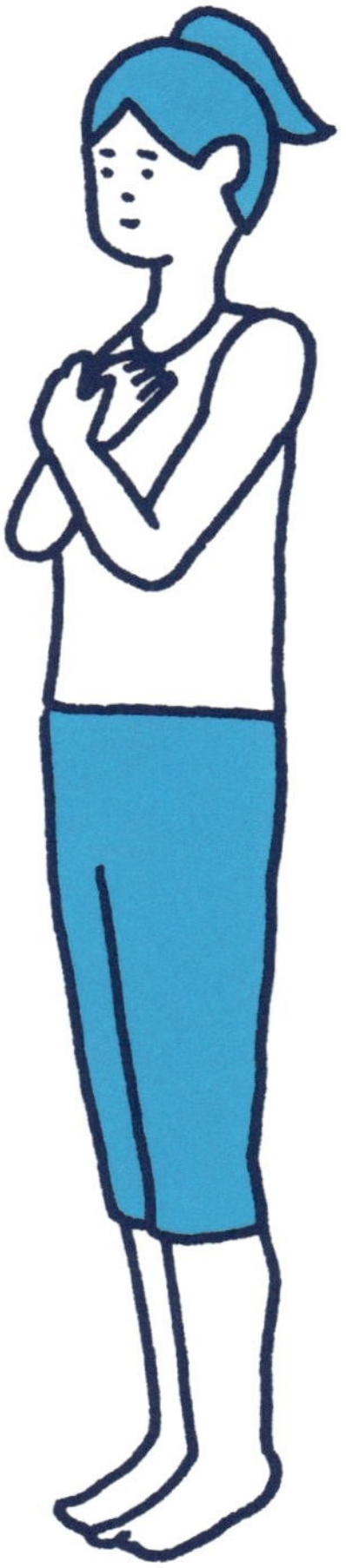

左右20回
2~3セット

Start Position

床にまっすぐ立つ。

1 両腕はクロスして胸に重ねる。

つま先よりも膝が
前に出ると、
膝関節《しつかんせつ》に負担が
かかるので注意！

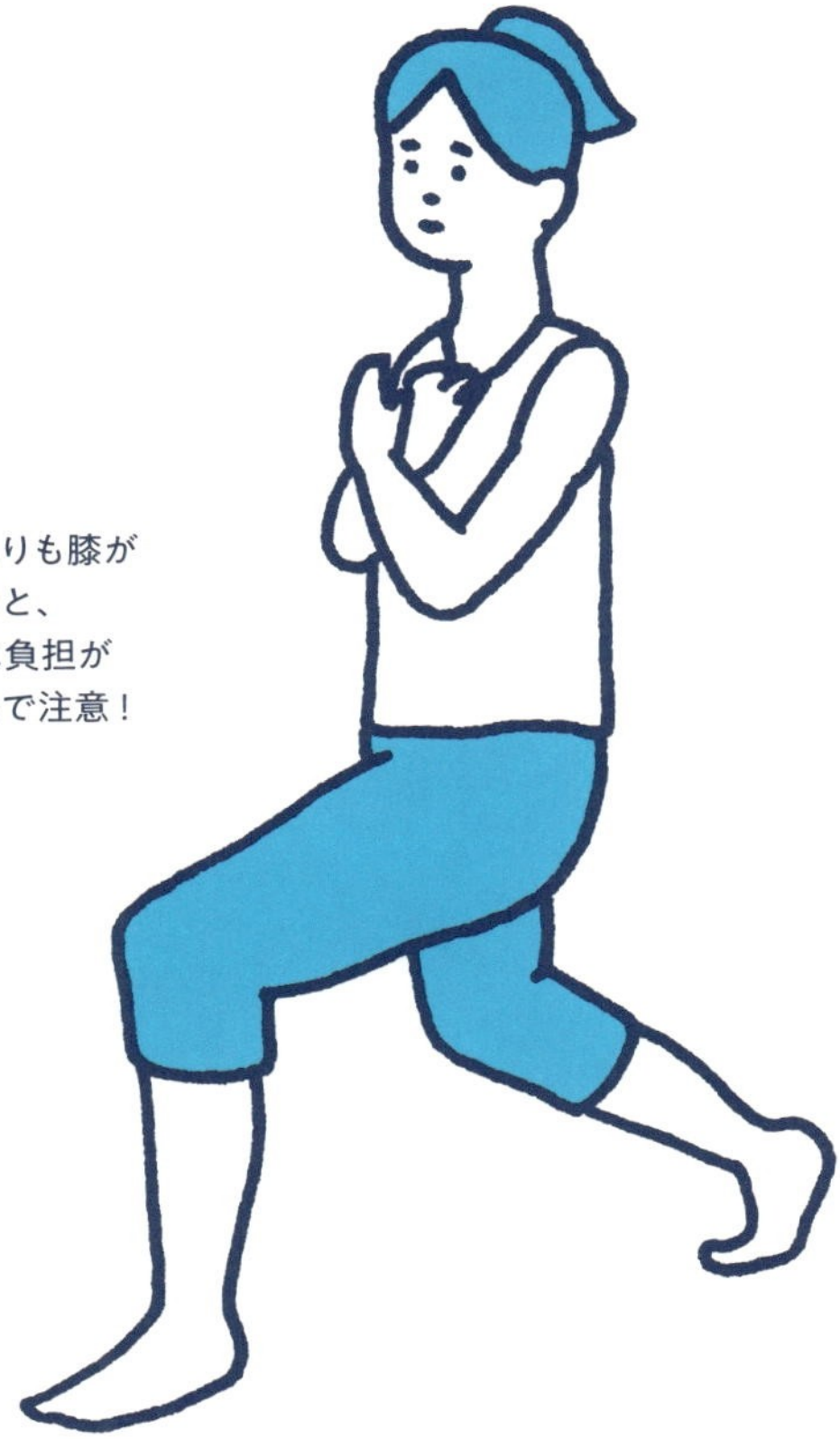

2 左脚を大きく前に踏み出す。

3 ①〜②を右脚も行う。

ストレートレッグ&ヒップリフト

お尻

20回
2~3セット

Start Position

椅子を準備する。
床に仰向けになる。

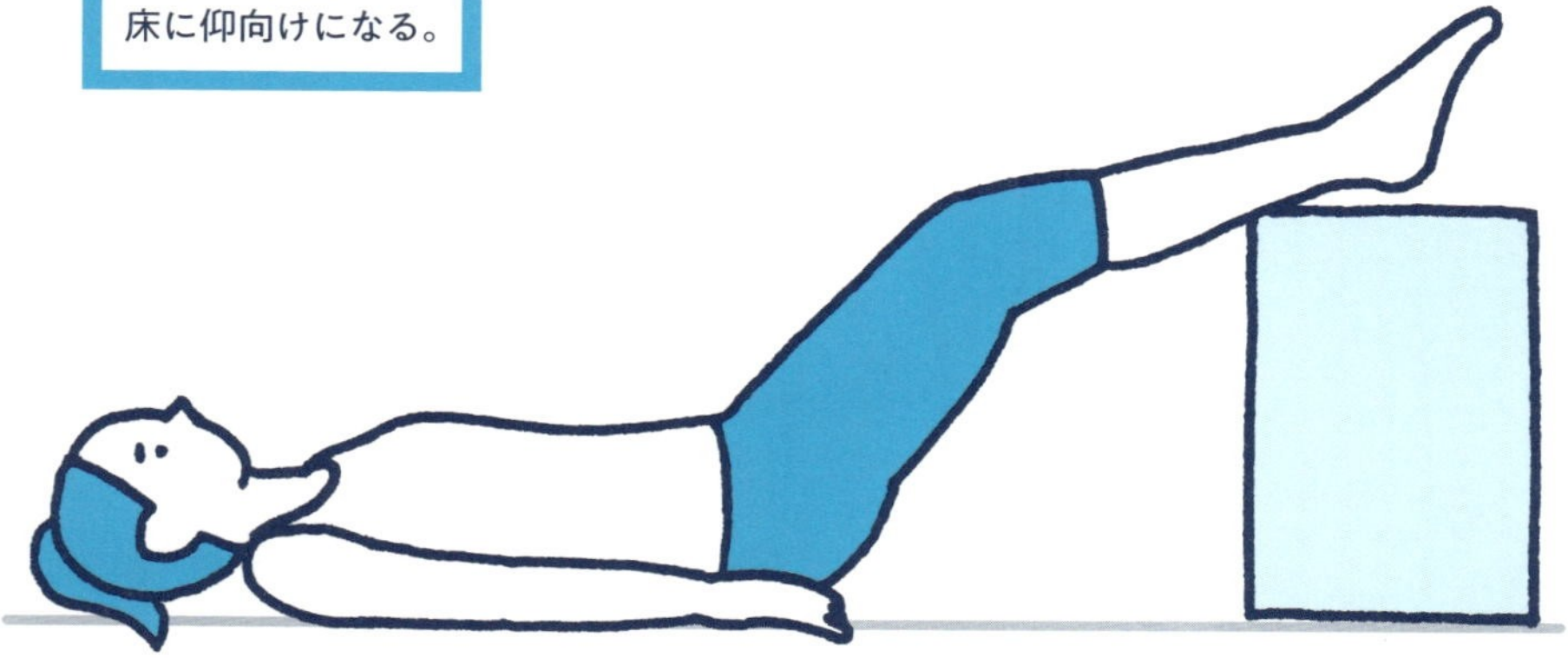

1 両足のかかとを椅子の上にのせる。
両手は床面に置く。

2 臀部《でんぶ》と背部《はいぶ》を床から浮かせる。

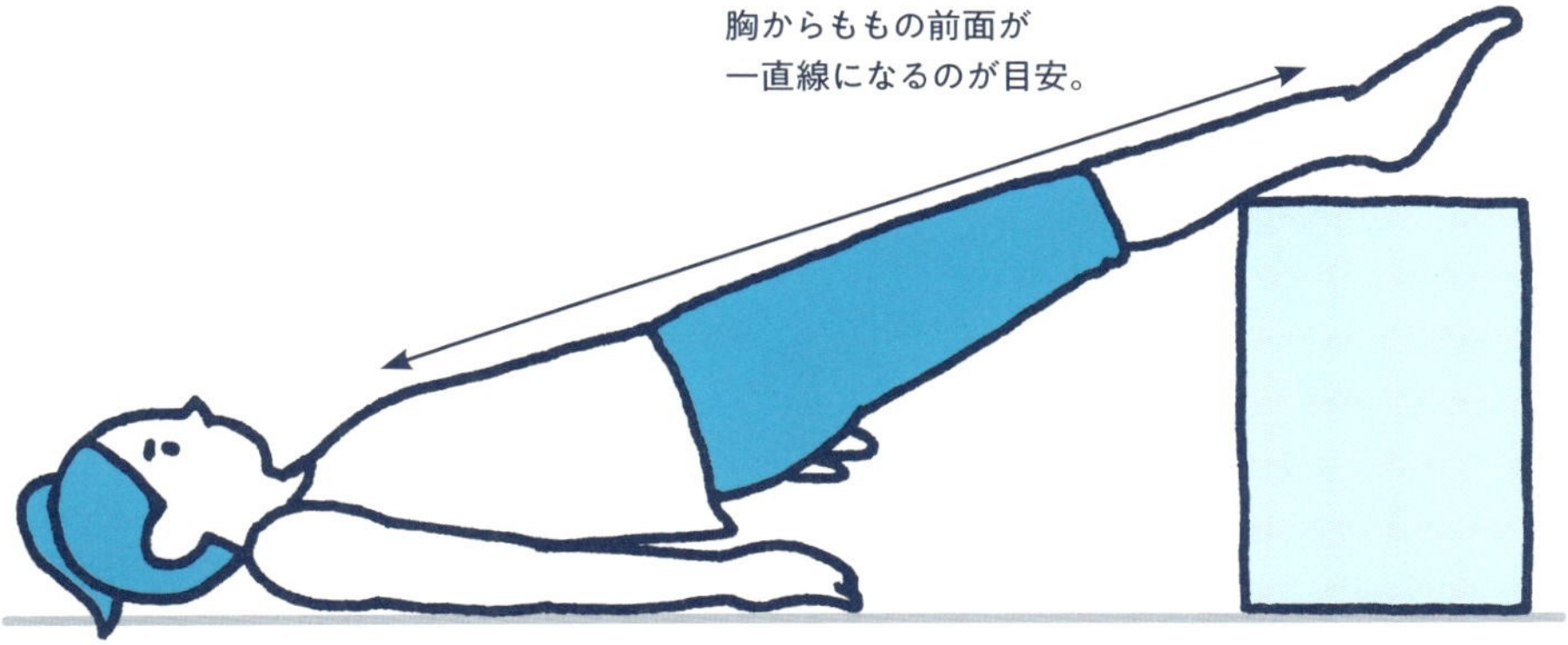

3 ①〜②を繰り返す。

階段を使うだけで、筋肉量は増える

いま、運動習慣がある日本人は人口の3分の1程度。40代は、およそ25％に過ぎません。運動していない人のほうが多数派です。そんな人たちにとって運動を習慣にするのは、ハードルの高いことかもしれません。たとえば、1日5分、階段を上り下りすると、消費カロリーは年齢・性別・体重などでも変わりますが約40キロカロリーになります。駅や会社のエレベーターを使わず、全部階段を使えば5分の階段の上り下りは不可能ではありません。

これまで運動していなかった人が、この階段を使う生活に切り替えるだけで、20歳以降、何もしないと年1％ずつ減少する筋肉量を維持するだけでなく、増やすことができます。そして、**筋肉のつきやすいからだに変わっていきます**。筋肉がつきやすくなると基礎代謝量が上がり、脂肪が燃焼しやすくなる効果もあります。

からだを動かさない生活を続けると、どんどん老化してしまいます。階段のいいところは、毎日できること。会社勤めなどをしている人は、少なくとも週に5日、1日に5～10分はトレーニングできるわけです。それを10年、20年続けるだけでも、立派な運動習慣といえます。

腰や膝などに疾患がある方は、階段を使うことは可能か医師に相談してください。

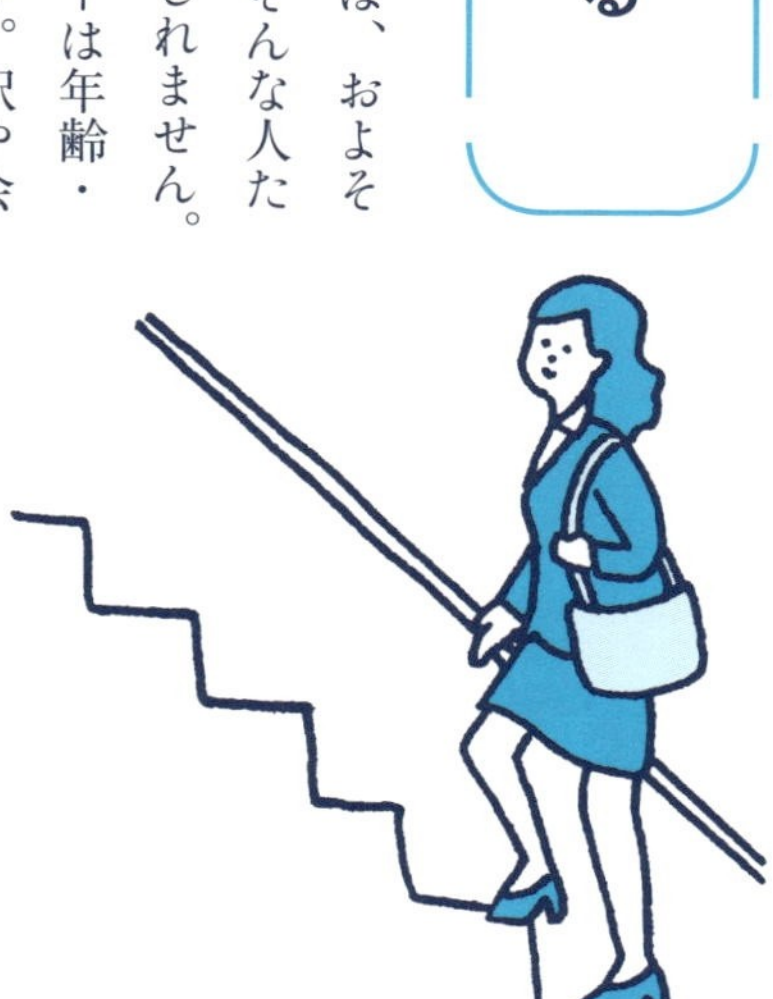

「ごはんを食べていないのに太る」人の共通点

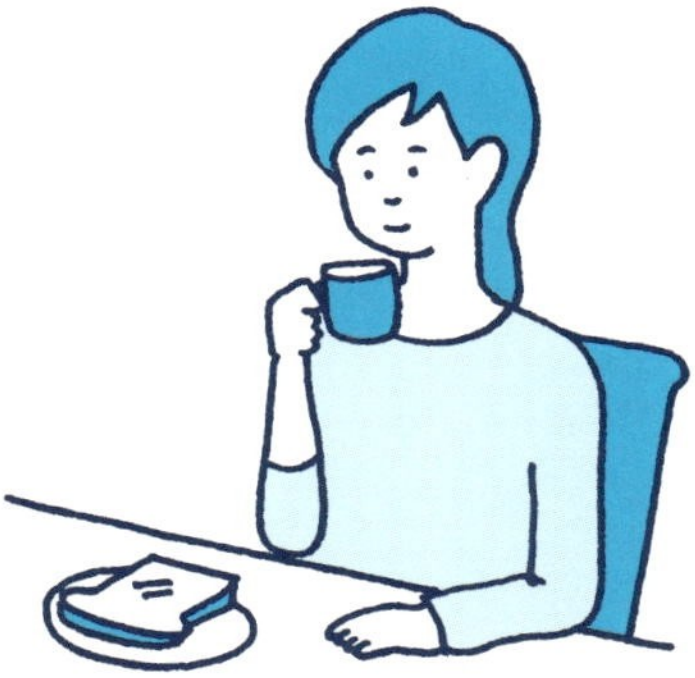

野菜だけとか、炭水化物抜きのダイエットをしている人は、最初は体重がガクンと落ちますが、そのうち落ちなくなってきます。それで「痩せない、痩せない」と悩んでいるのです。

人は食事から糖質を摂り、それがエネルギーになって脳やからだを動かしていますが、食事から摂ったものは数時間で消費してしまいます。そこで肝臓に貯蔵してあった糖を引っ張り出してエネルギーとして使います。しかしこれも少なくなると、今度はからだの体脂肪を分解して糖をつくります。同時に、たんぱく質も糖に変えてエネルギーを生み出します。そうして、からだは絶えずエネルギー（糖）をつくっているのです。しかしたんぱく質の摂取をカットしてしまうと、もう一つのたんぱく質の宝庫でもある筋肉を分解して糖を生み出します。これが糖新生《とうしんせい》という反応で、筋肉量を減らすリバウンドのメカニズムでもあります。「食べていないのに太る」というのは、自ら筋肉を減らす食生活をして太りやすい体質をつくっているからです。それで筋トレをしても、筋肉量は減っていきます。つまり、筋トレをしながら筋肉を減らしていることになっているのです。

また、糖質と脂質を同時に摂取する食習慣があると、カロリーとしては少なくても体脂肪になりやすくなります。たとえば、朝食はバタートースト1枚とコーヒーという場合は、糖質＋脂質という太りやすい食べ合わせになってしまいます。一方、パン1枚と卵と果物。カロリー的にはこちらの組み合わせのほうが高いですが、栄養のバランスがとれています。前者はカロリーは低いけれど、糖質と脂質をいっしょに摂っているので体脂肪として蓄えられやすく、たんぱく質も摂れていないので偏っています。

どちらが太りやすいかというと、パンしか食べていない人のほうなのです。処方箋は、**カロリーが上がってもいいからバランスのいい食事を摂ること**、たんぱく質も炭水化物もしっかり摂ることです。

炭水化物はダイエットの敵ではない

炭水化物を絶食すると一時的に体重が落ちるのは、体内の水分量が増えないからです。炭水化物（糖質）1分子に対して、水分子が3つ結合します。これは、糖質1gに対し、水が3g吸着するということ。**炭水化物を摂らないと、体内の水分量が減るため体重が落ちるのであり、脂肪が落ちるわけではありません。**炭水化物の摂りすぎが即、体脂肪増加につながるわけではないのです。

栄養をバランスよく摂り、脳とからだにエネルギー補給して1日を活動的に過ごすスタイルが身につければ、それだけでエネルギー消費量が上がり、「太りにくいからだ」になります。

PART 2

いい姿勢を取り戻す

柔軟性のチェック

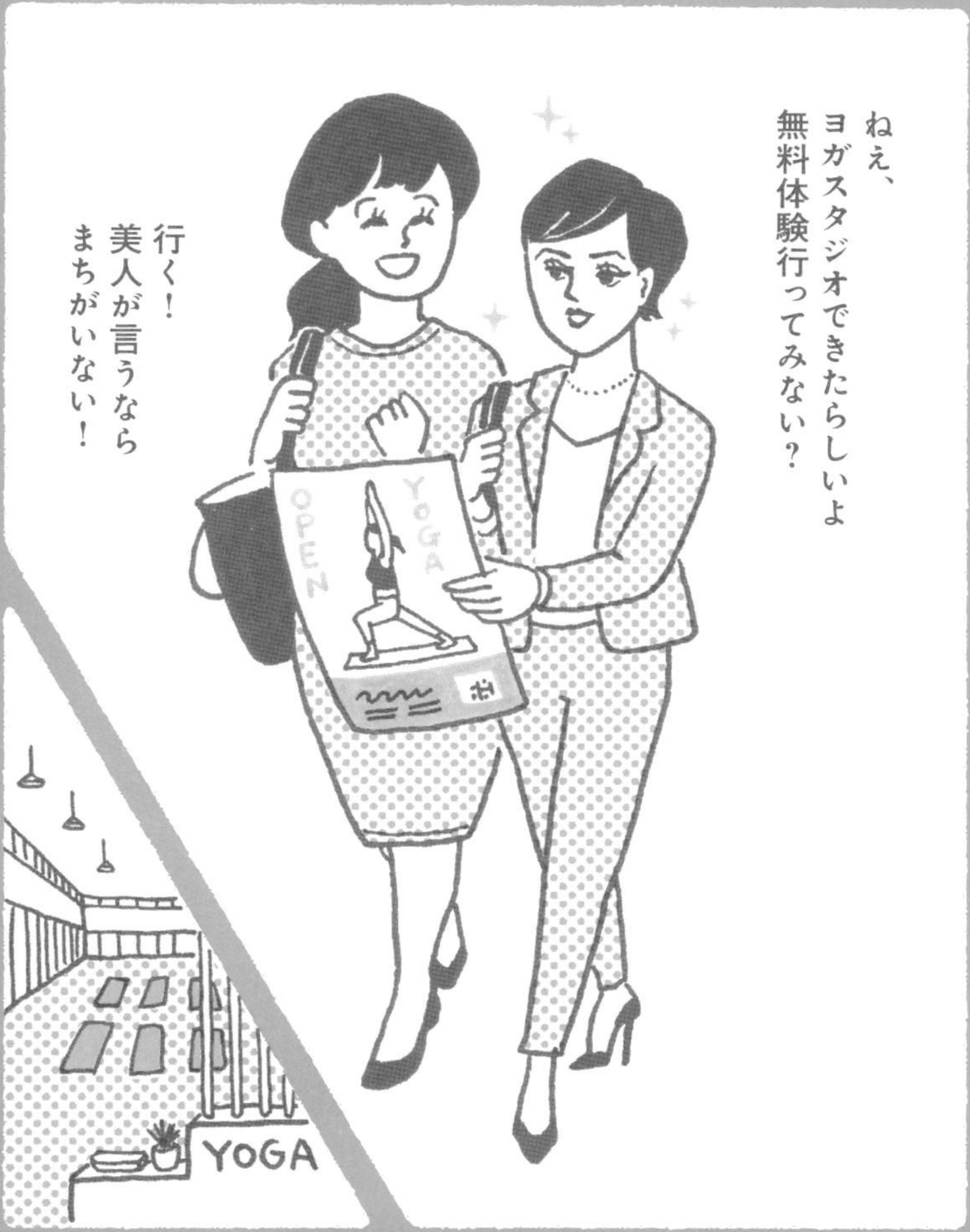
ねえ、
ヨガスタジオできたらしいよ
無料体験行ってみない？
行く！
美人が言うなら
まちがいない！
OPEN
YOGA
YOGA

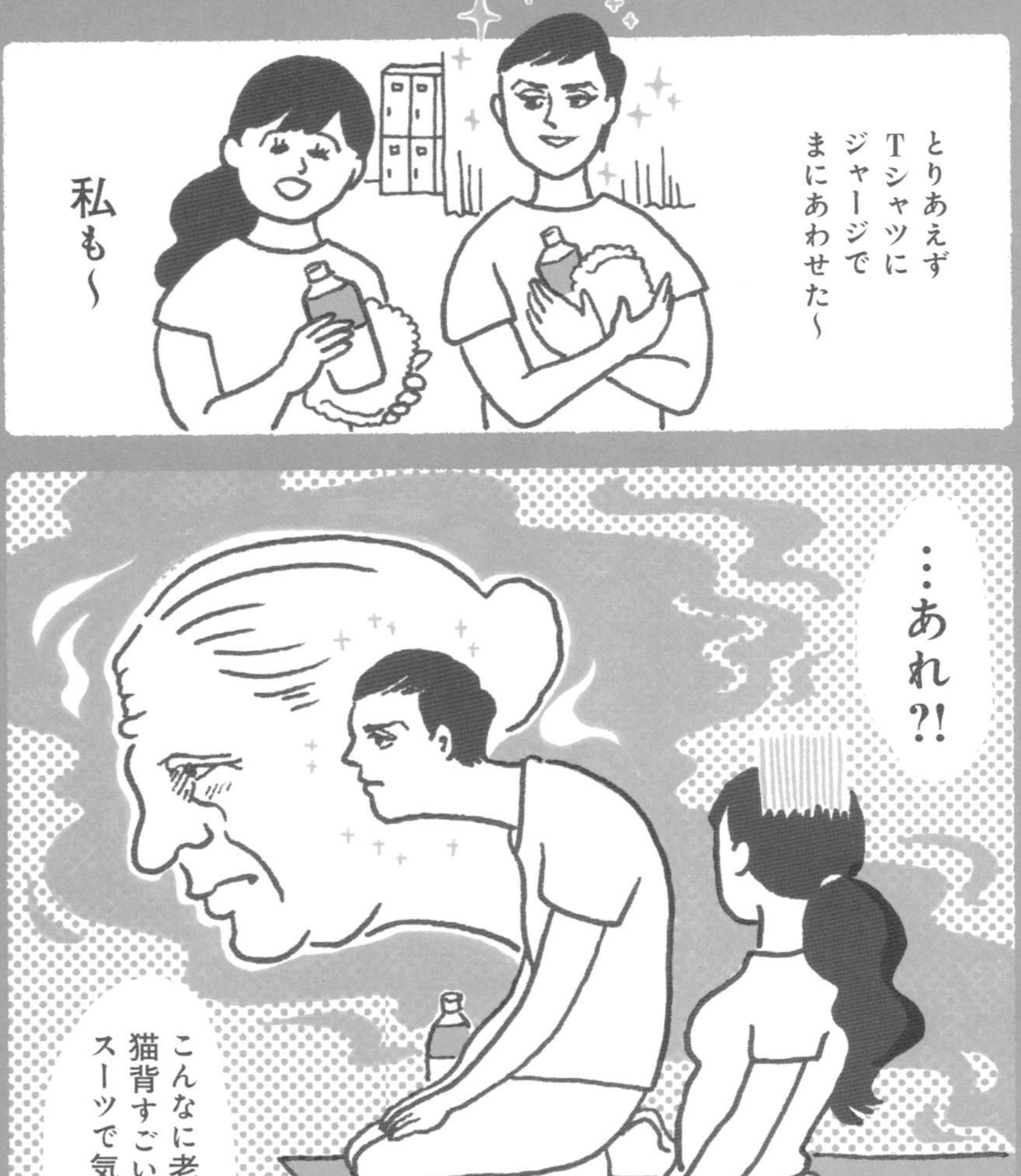
とりあえず
Tシャツに
ジャージで
まにあわせた〜
私も〜
…あれ?!
こんなに老けてたっけ…?!
猫背すごいな…
スーツで気付かなかった…

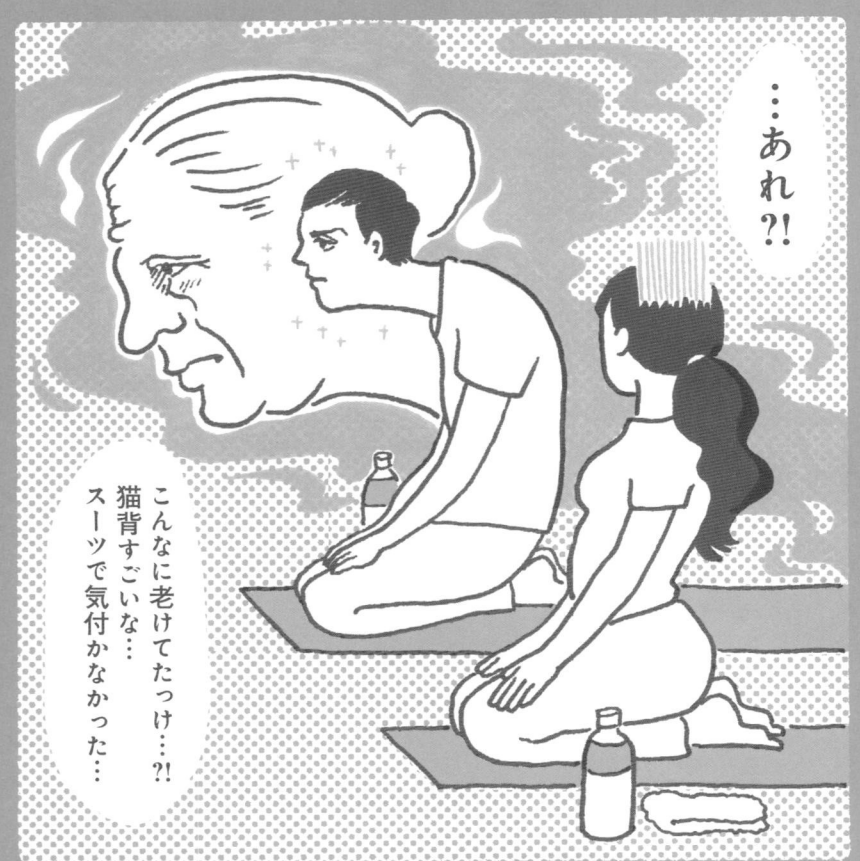

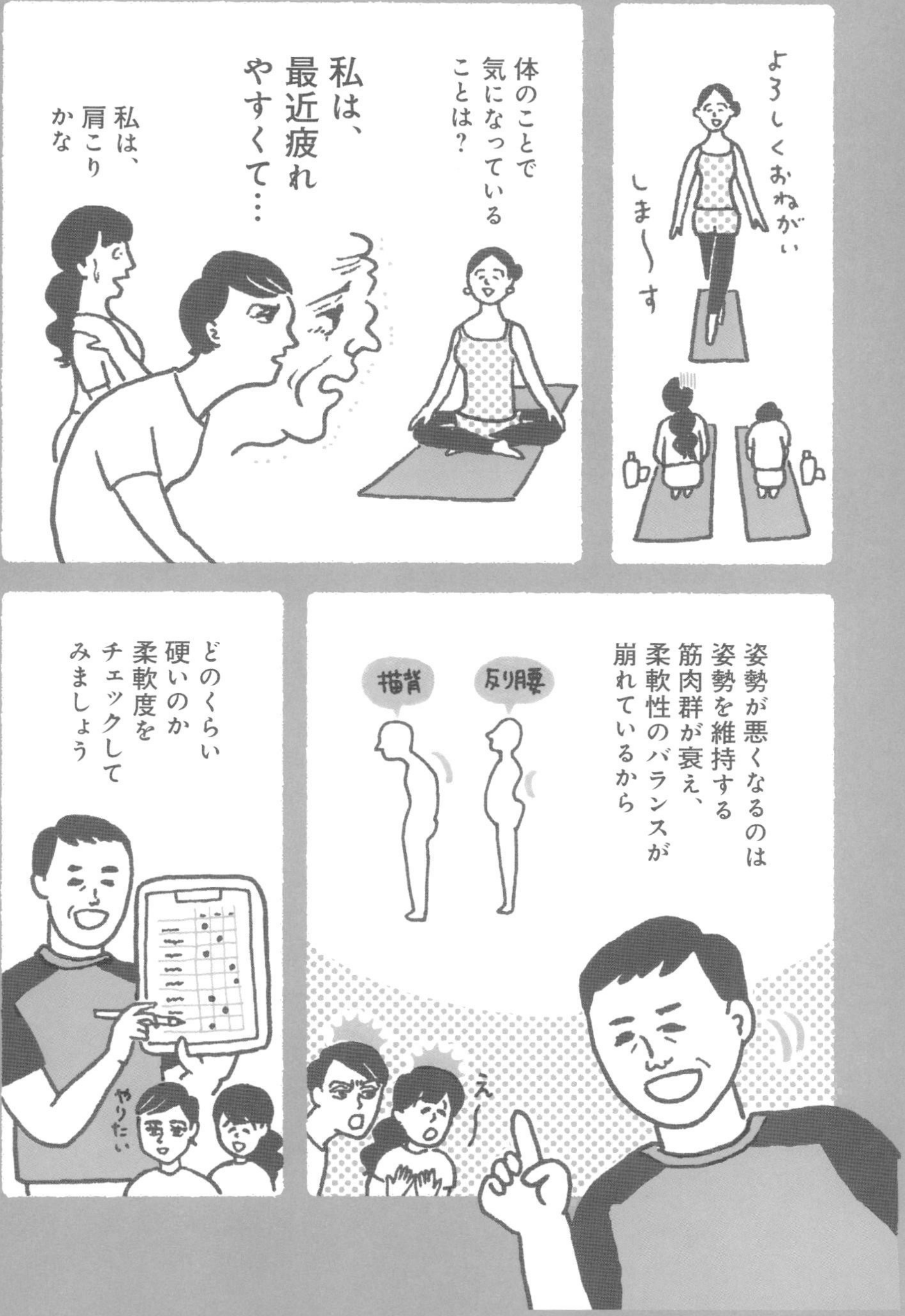
よろしくおねがいしま〜す
体のことで気になっていることは？
私は、最近疲れやすくて…
私は、肩こりかな
姿勢が悪くなるのは姿勢を維持する筋肉群が衰え、柔軟性のバランスが崩れているから
反り腰
猫背
え〜
どのくらい硬いのか柔軟度をチェックしてみましょう
やりたい

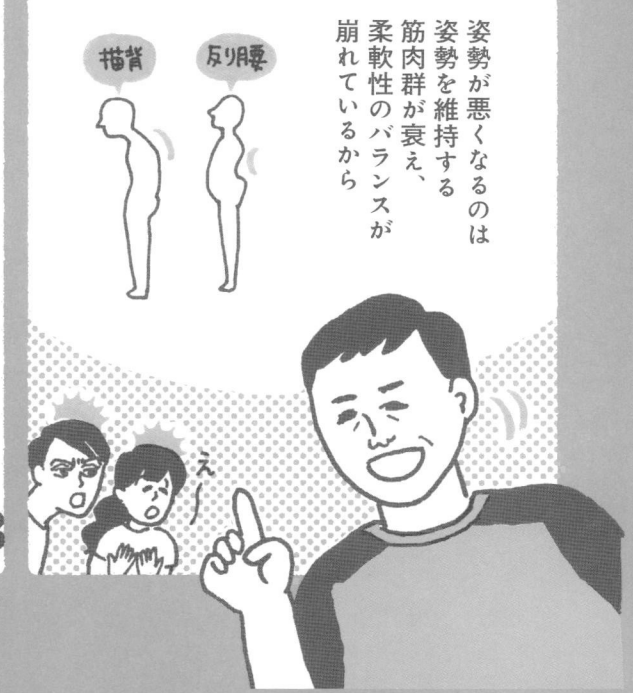

からだのどこが硬くてどこが柔らかいのか？

下半身の柔軟度チェック

筋量が低下すると、柔軟性が低下します。柔軟性の低下は20代から始まり、年齢とともに進んでいきます。このおもな原因が活動量の低下です。34～47ページの柔軟度チェックで、下半身がどのくらい硬いのか柔らかいのかをチェックしてみてください。チェックをしたら、硬いところ＝必要な部位のみをストレッチします。

過度な柔軟性だと

競技スポーツなど特殊な動きをする場合を除いて、過度な柔軟性は必要ありません。関節を不安定にさせます。日ごろのストレッチよりも、筋肉量を増やす筋トレを行い、関節を安定させるために筋肉を増やしましょう。

柔軟性が不足していると

関節の可動域に制限がかかり、腱や筋肉を痛めてしまう可能性があります。また、さまざまな障害や骨格のゆがみなどにも関係してきます。日ごろからストレッチをしましょう。さらに、筋量の低下も要因の一つですので、筋トレをすることで柔軟性が上がる場合もあります。

適度な柔軟性があると

関節を安定させます。障害の発生率も下げ、強い力を発揮することができます。

※柔軟性テストの注意点

1 チェックでは、「○～○cmだと適正」「握りこぶし○個分」と表現している箇所があります。手足の長さなど骨格バランスに影響があるので、あくまでも判定しやすいように目安として表記しています。

2 本書で紹介している柔軟性チェックは、個々の筋肉の柔軟性評価が正確にできるものではありません。骨格の違いや障害歴、体型の違い、バランスなども大きく影響します。正確な判断には専門家に相談をしてください。

下半身の柔軟度 セルフチェックシート

1 太もも裏側[ハムストリングス] p.34～35

☐ 柔軟性不足 ☐ 適度な柔軟性 ☐ 過度な柔軟性

2 太もも表側[大腿《だいたい》四《し》頭筋《とうきん》] p.36～37

☐ 柔軟性不足 ☐ 適度な柔軟性 ☐ 過度な柔軟性

3 お尻[大臀筋《だいでんきん》] p.38～39

☐ 柔軟性不足 ☐ 適度な柔軟性 ☐ 過度な柔軟性

4 太ももの内側[股《こ》関節《かんせつ》内転筋群《ないてんきんぐん》] p.40～42

☐ 柔軟性不足 ☐ 適度な柔軟性 ☐ 過度な柔軟性

5 骨盤の横[股《こ》関節《かんせつ》外転筋群《がいてんきんぐん》] p.42～43

☐ 柔軟性不足 ☐ 適度な柔軟性 ☐ 過度な柔軟性

6 ふくらはぎ[下腿《かたい》三頭筋《さんとうきん》] p.44～45

☐ 柔軟性不足 ☐ 適度な柔軟性 ☐ 過度な柔軟性

7 背中[広背筋《こうはいきん》] p.46～47

☐ 柔軟性不足 ☐ 適度な柔軟性 ☐ 過度な柔軟性

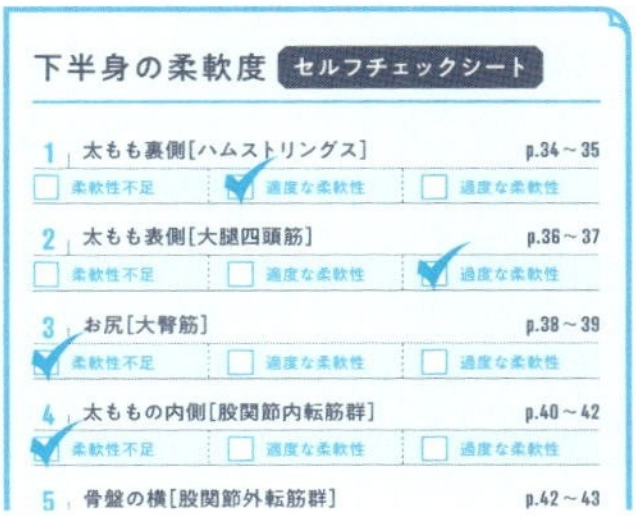

チェックシートの使い方

1. 34～47ページにあるポーズをして、からだを伸ばしてみてください。
2. 柔軟の過不足を表にチェックしていきます。
3. 「柔軟性不足」に✔がついた部位だけ、集中してストレッチします。

Flexibility check 1

太ももの裏側［ハムストリングス］

Start Position

床に仰向けになり、片脚を引き上げる。
反対側の脚は床につけたまま、
どこまで脚を引き寄せることができるかがポイント。

ハムストリングス

太ももの裏側にある筋肉で、大腿二頭筋《だいたいにとうきん》、半腱様筋《はんけんようきん》、半膜様筋《はんまくようきん》の3つの筋肉から構成される。脚を後ろに蹴り出すときなどに使い、弱く硬くなると肉離れを起こしやすくなる。ストレッチで、歩きやすい脚に。脚のむくみ、骨盤の後傾予防にもなる。

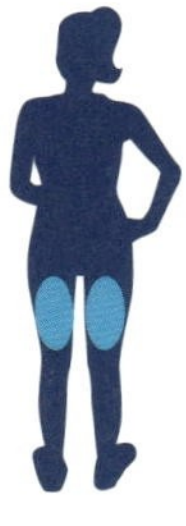

硬い！ 柔軟性不足

脚を伸ばしたとき、股関節の角度が90度のところまで引き寄せられない。

硬すぎると…

歩幅が狭くなる。
つまずきやすくなる。
肉離れを起こしやすくなる。

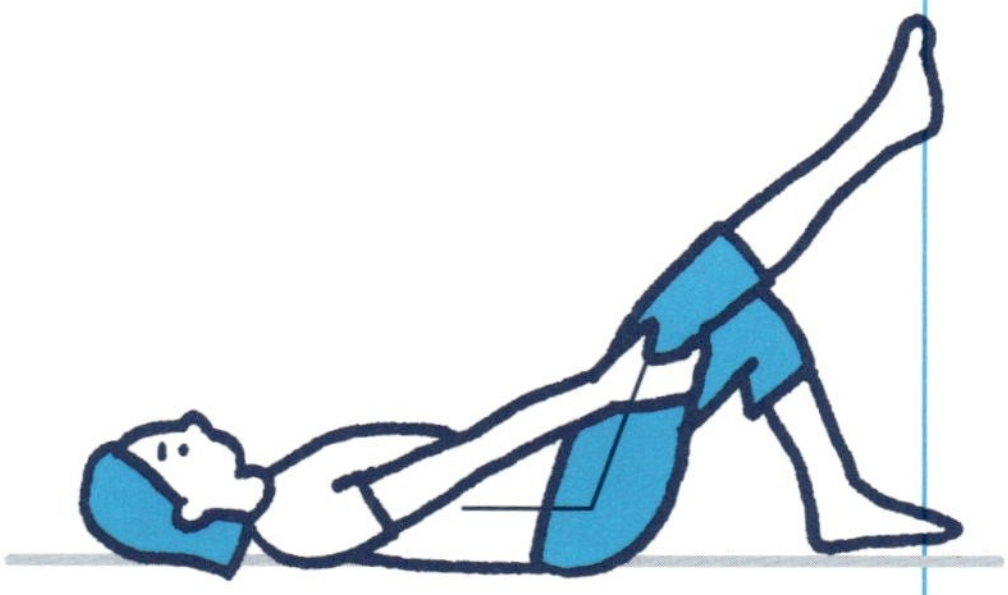

p.70～75のストレッチをして、柔軟性を高めましょう。毎日継続的に行い、3カ月後に「適度な柔軟性」になれることを目標にします。

柔らかすぎる！過度な柔軟性

脚を伸ばしたとき、股関節の角度が 90 度以上になるところまで余裕で引き寄せることができてしまう。

柔らかすぎると…

股関節が不安定になりやすくなり、筋肉や関節への負担が増える。

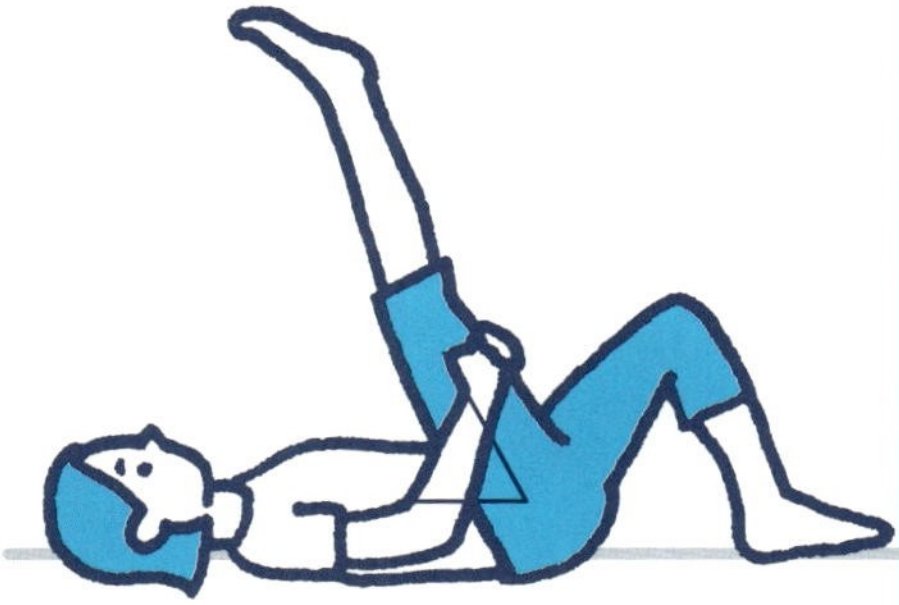

ストレッチをする必要はありません。それよりも筋力トレーニングをして関節の安定を高めることが大切です。

適度な柔軟性

脚をまっすぐ伸ばしたとき、股関節が 90 度のところまで引き寄せることができる。

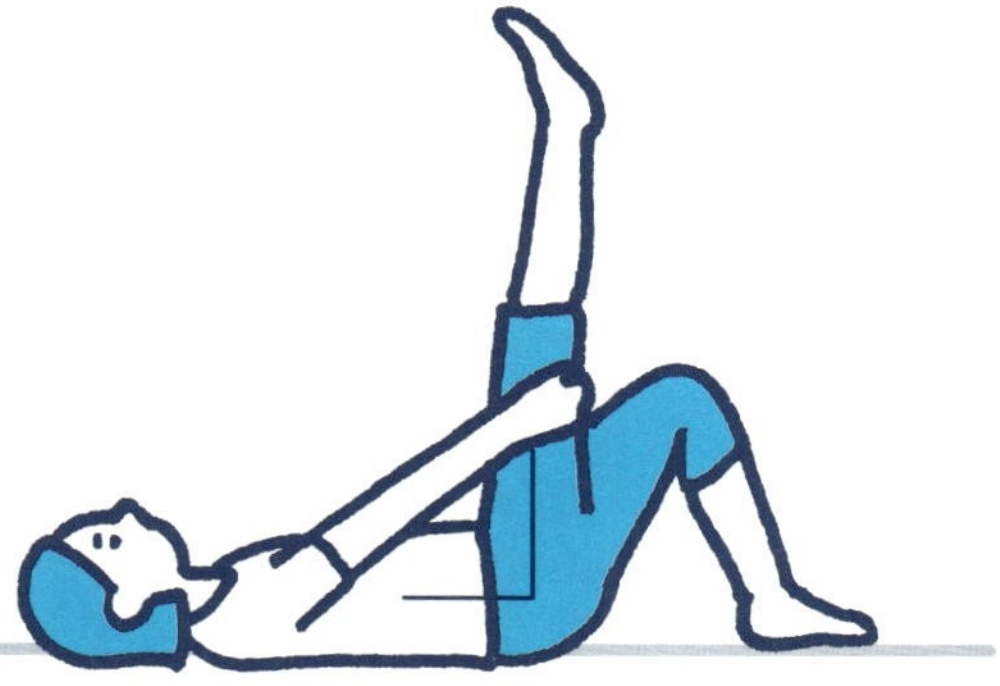

運動後や疲労を感じるときに、p.70 ~ 75 のストレッチをして、柔軟性を維持してください。過度な柔軟性を目指すのではなく、あくまでも維持を目標にします。

Flexibility check 2

太ももの表側[大腿四頭筋《だいたいしとうきん》]

Start Position

床にうつ伏せになり、片膝を曲げる（体の柔らかい人は、仰向けになる）。反対側の脚は床につけたまま、足首をつかめるかがポイント。

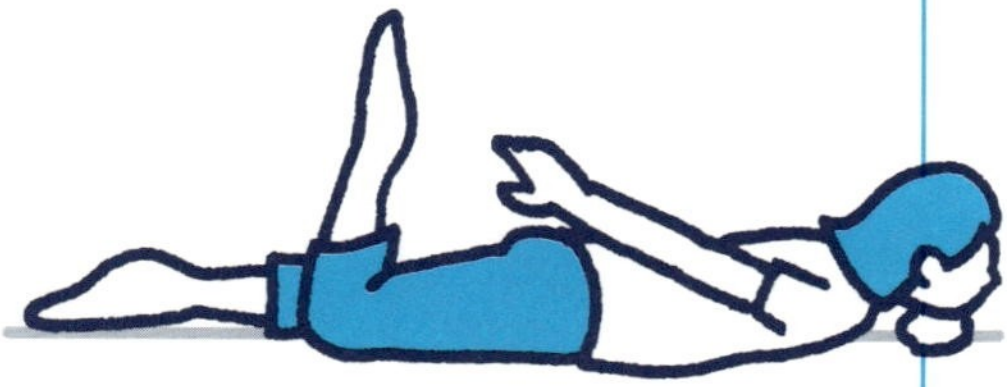

大腿四頭筋

太ももの前面にある筋肉。大腿直筋《だいたいちょっきん》、外側広筋《がいそくこうきん》、内《ない》側広筋《そくこうきん》、中間広筋《ちゅうかんこうきん》という4つの筋肉から構成され、比較的面積が大きい。立ち仕事などで硬くなると脚の疲労を感じやすくなるので、こまめにストレッチしたい。

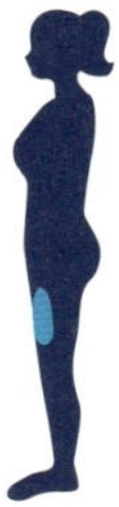

☑ 硬い！柔軟性不足

片方の足首をつかむことができない。

硬すぎると…

腰痛を起こしやすい。
骨盤が前傾しやすい。

↓

p.76〜79のストレッチをして、柔軟性を高めましょう。毎日継続的に行い、3カ月後に「適度な柔軟性」になれることを目標にします。

柔らかすぎる！ 過度な柔軟性

仰向けになり、両膝を曲げた状態で両膝が浮かずに簡単に体を後ろにたおすことができる。

柔らかすぎると…

股関節や膝関節が不安定になりやすくなり、筋肉や関節への負担が増える。

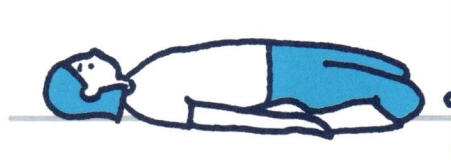

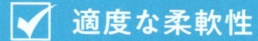

ストレッチをする必要はありません。それよりも筋力トレーニングをして関節の安定を高めることが大切です。

適度な柔軟性

足首を持ったとき、かかとと臀部の距離が5～10cm程度であれば腰に痛みを感じない。

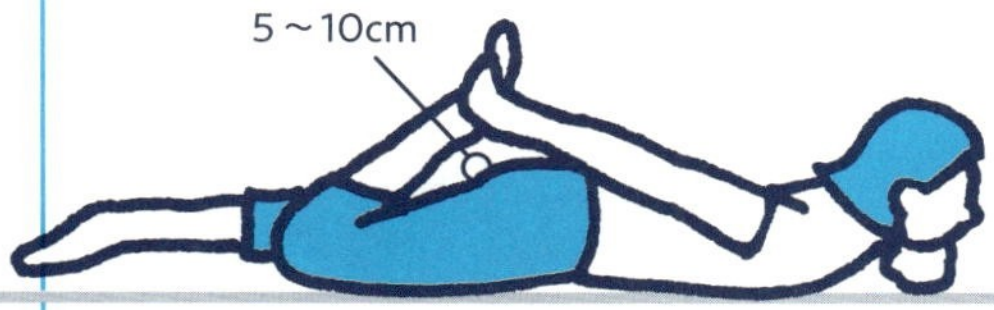

運動後や疲労を感じるときにp.76～79のストレッチをして、柔軟性を維持してください。過度な柔軟性を目指すのではなく、あくまでも維持を目標にします。

Flexibility check 3

お尻［大臀筋《だいでんきん》］

Start Position

床に座り、片膝を曲げる。
膝下を両手で平行に引き上げる。
膝下の引き上げ方がポイント。

大臀筋

臀部にある大きな筋肉。腰と下半身をつなぎ、骨盤を安定させる役割も担っている。ウォーキングやランニングをするときに地面からの衝撃を吸収するため、疲れやすい特徴がある。硬くなると腰痛を引き起こすおそれもある。

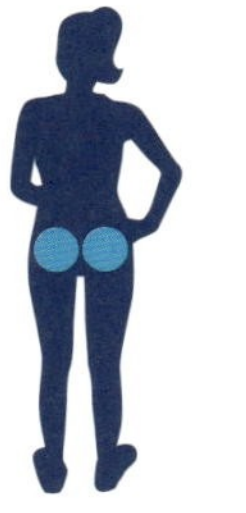

☑ 硬い！柔軟性不足

両手で膝下を持ったとき、すねが床と平行になるまで引き寄せられない。

硬すぎると…

反り腰になりやすい。
腰痛になりやすい。

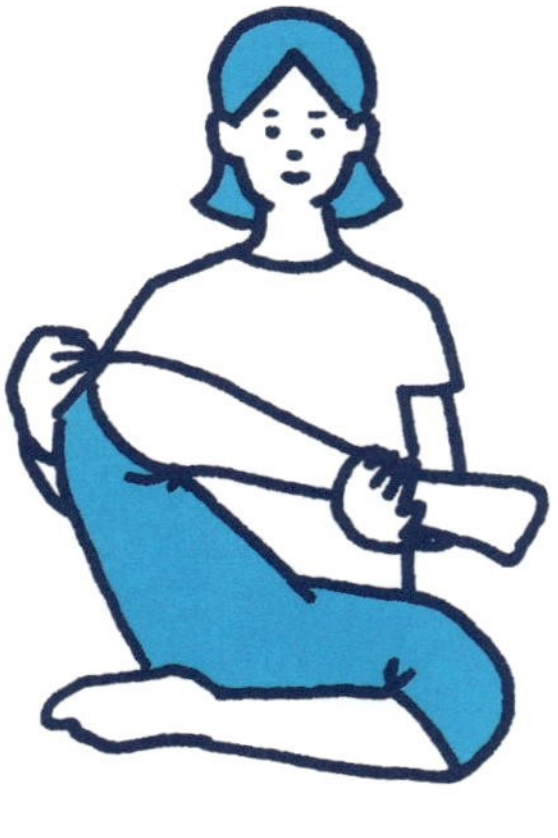

p.80～82のストレッチをして、柔軟性を高めましょう。毎日継続的に行い、3カ月後に「適度な柔軟性」になれることを目標にします。

柔らかすぎる！ 過度な柔軟性

両手で膝下を持ったとき、内くるぶしがあごのあたりまで無理なく引き寄せられる。

柔らかすぎると…

股関節や膝関節が不安定になりやすくなり、筋肉や関節への負担が増える。

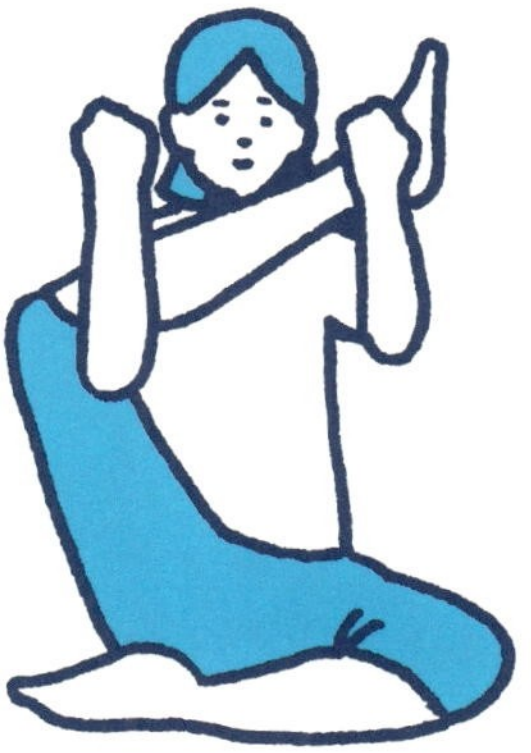

ストレッチをする必要はありません。それよりも筋力トレーニングをして関節の安定を高めることが大切です。

適度な柔軟性

両手で膝下を持ったとき、すねが床と平行になるまで無理なく引き寄せられる。

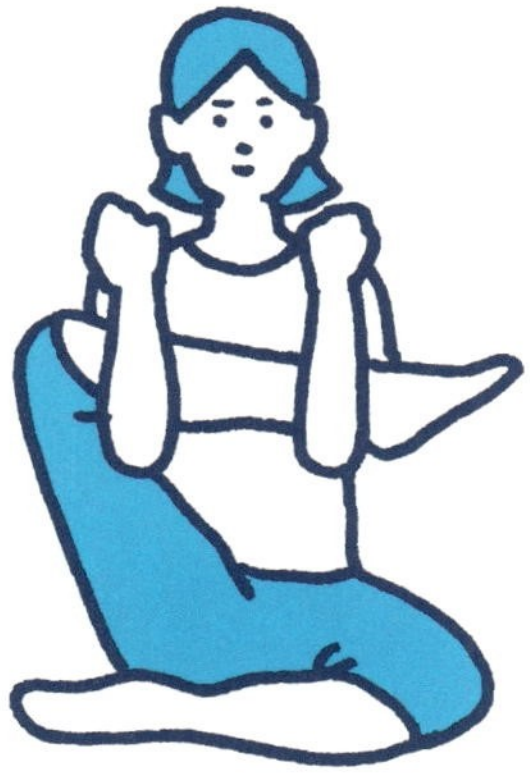

運動後や疲労を感じるときにp.80～82のストレッチをして、柔軟性を維持してください。過度な柔軟性を目指すのではなく、あくまでも維持を目標にします。

Flexibility check 4

太ももの内側［股《こ》関《かん》節《せつ》内《ない》転《てん》筋《きん》群《ぐん》］

Start Position

床に座り、両足の裏どうしをつける。体の柔らかい人は、両足を１８０度に広げる。股関節の開き具合がポイント。

股関節内転筋群

内またにある筋肉で、恥骨あたりについている。歩行などの動作を行う際に、股関節を安定させるはたらきを担っている。硬くなると骨盤が傾き、腰痛になりやすくなる。

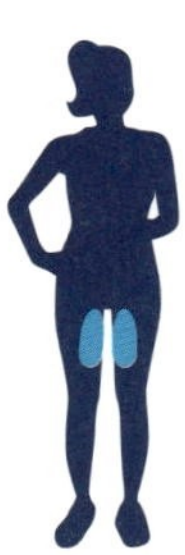

硬い！柔軟性不足

床に座り、両足の裏どうしをつけたとき、膝と床の間に握りこぶし３つ分以上あく。

硬すぎると…

歩幅が狭くなる。Ｏ脚が進む。つまずきやすくなる。腰痛、膝痛を起こしやすい。

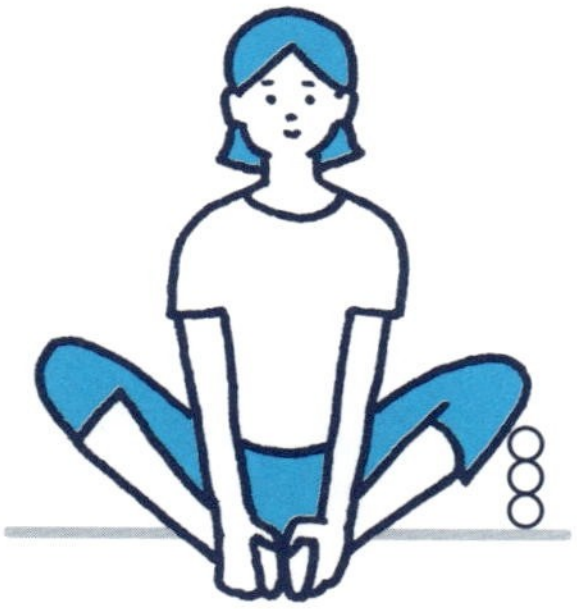

p.83～85のストレッチをして、柔軟性を高めましょう。毎日継続的に行い、３カ月後に「適度な柔軟性」になれることを目標にします。

柔らかすぎる！ 過度な柔軟性

床に座って、180度開脚ができる。

柔らかすぎると…

股関節が不安定になり、筋肉や関節への負担が増える。

適度な柔軟性

床に座り、両足の裏どうしをつけたとき、膝と床の間が握りこぶし2個分程度あく。

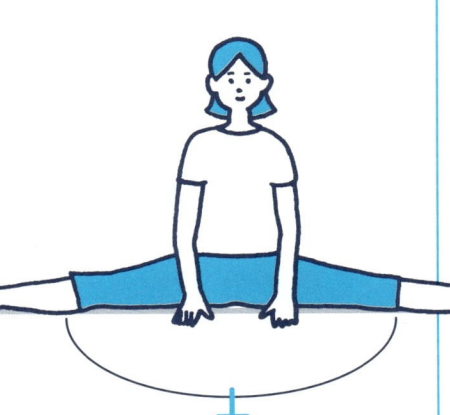

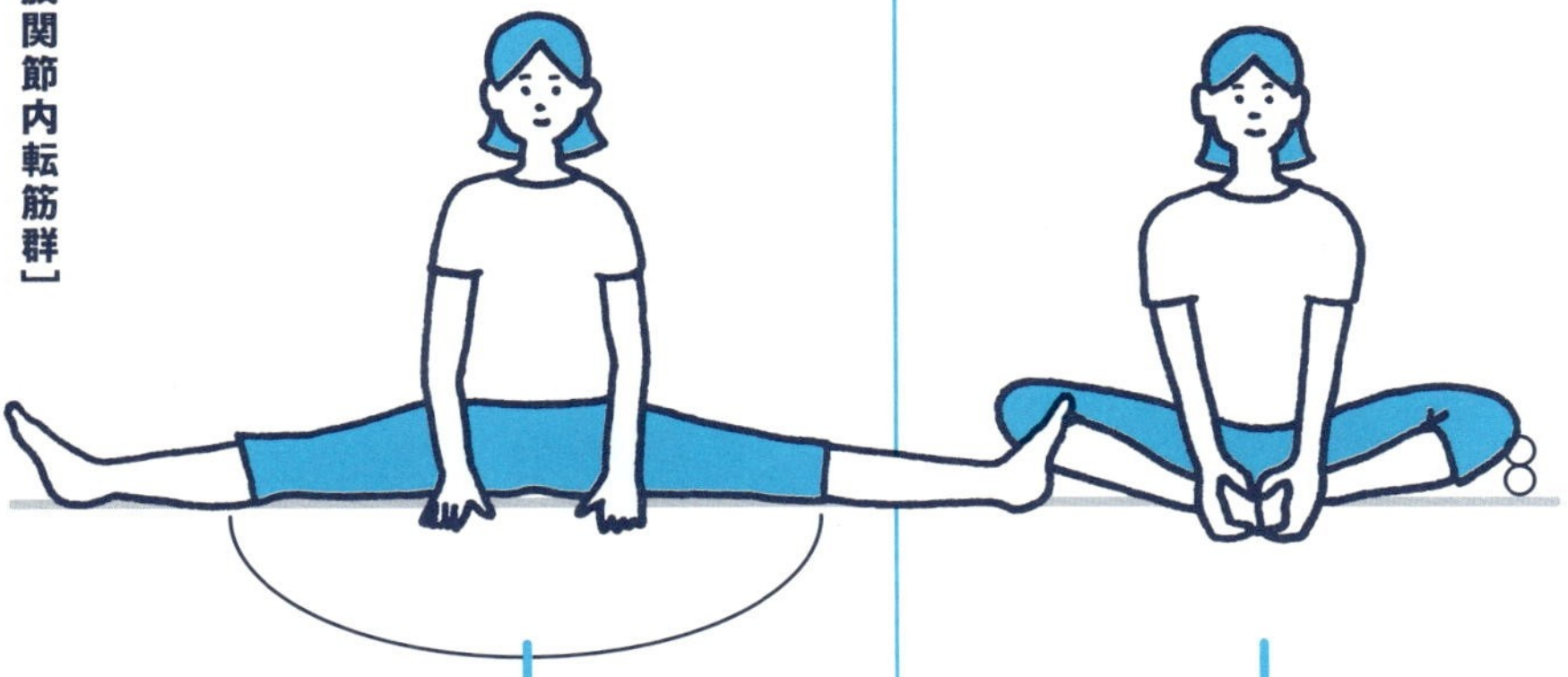

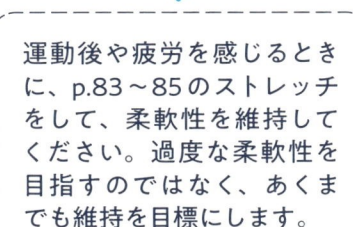

ストレッチをする必要はありません。それよりも筋力トレーニングをして関節の安定を高めることが大切です。

運動後や疲労を感じるときに、p.83～85のストレッチをして、柔軟性を維持してください。過度な柔軟性を目指すのではなく、あくまでも維持を目標にします。

Flexibility check 5

骨盤の横「股関節外転筋群《こかんせつがいてんきんぐん》」

Start Position

ベッドの端に横になり、
片脚の力を抜いてぶらーんと下ろす。
伸ばした脚の下がり具合がポイント。

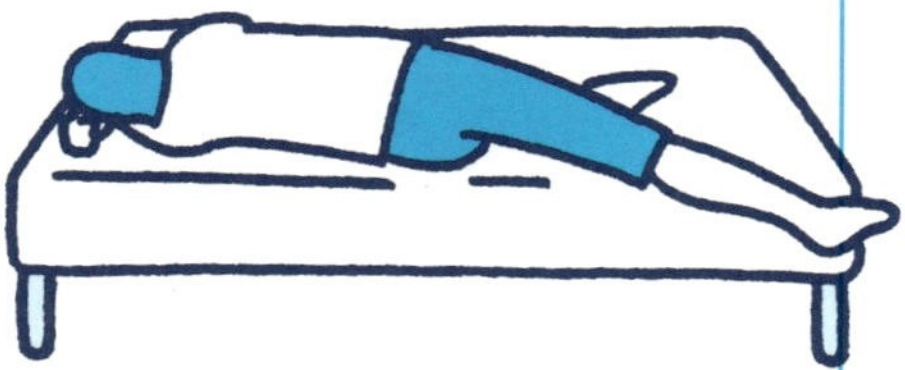

硬い！ 柔軟性不足

ベッドの端に横になり力を抜いて重力に脚をまかせると、伸ばした脚がベッドよりも下に下がらない。

硬すぎると…

腰痛、膝痛を起こしやすい。
骨盤が前傾しやすい。

p.86～88のストレッチをして、柔軟性を高めましょう。毎日継続的に行い、3カ月後に「適度な柔軟性」になれることを目標にします。

股関節外転筋群

中臀筋《ちゅうでんきん》、大腿筋膜張筋《だいたいきんまくちょうきん》などの筋肉で構成される。中臀筋は臀部の左右側面にあり、開脚したり歩行したりするときに使われる筋肉。大腿筋膜張筋は太もも上部の外側にあり、股関節の屈曲、膝関節の伸展を行う。いずれも硬くなると腰痛や膝痛を招きやすいので要注意。

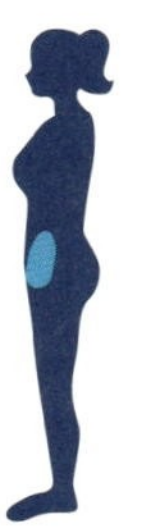

柔らかすぎる！ 過度な柔軟性

ベッドの端に横になり力を抜いて重力に脚をまかせると、脚が床についてもまったく伸び感が感じられない。

柔らかすぎると…

股関節や膝関節が不安定になり、筋肉や関節への負担が増える。

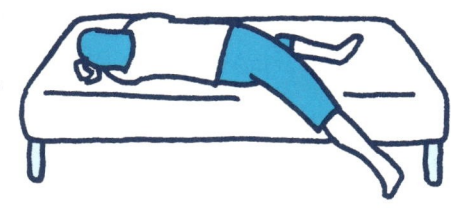

ストレッチをする必要はありません。それよりも筋力トレーニングをして関節の安定を高めることが大切です。

適度な柔軟性

ベッドの端に横になり力を抜いて重力に脚をまかせると、軽く無理なくベッドよりも下に脚が下がる。

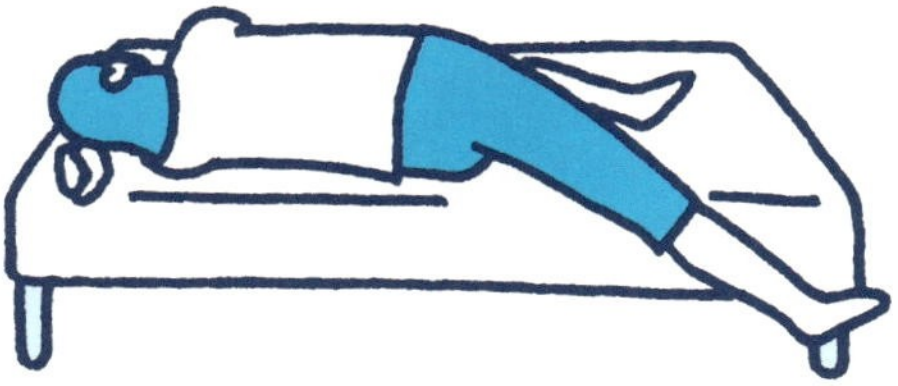

運動後や疲労を感じるときにp.86～88のストレッチをして、柔軟性を維持してください。過度な柔軟性を目指すのではなく、あくまでも維持を目標にします。

Flexibility check 6

ふくらはぎ［下《か》腿《たい》三《さん》頭《とう》筋《きん》］

Start Position

まっすぐ立ち、両手を床につく。両足のかかとの着地がポイント。

下腿三頭筋

腓《ひ》腹筋《ふくきん》とヒラメ筋からなる、ふくらはぎの筋肉の総称。腓腹筋は膝や足関節を曲げるときに使われる。ヒラメ筋は腓腹筋に連動して動き、足首を伸ばす動きに役立つ。長時間立った状態が続くと、疲れがたまりやすい。

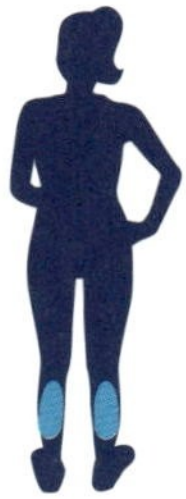

硬い！
柔軟性不足

両手を床についたとき、両足のかかとを床につけることができない。

硬すぎると…

疲れやすくなる。
むくみやすい。

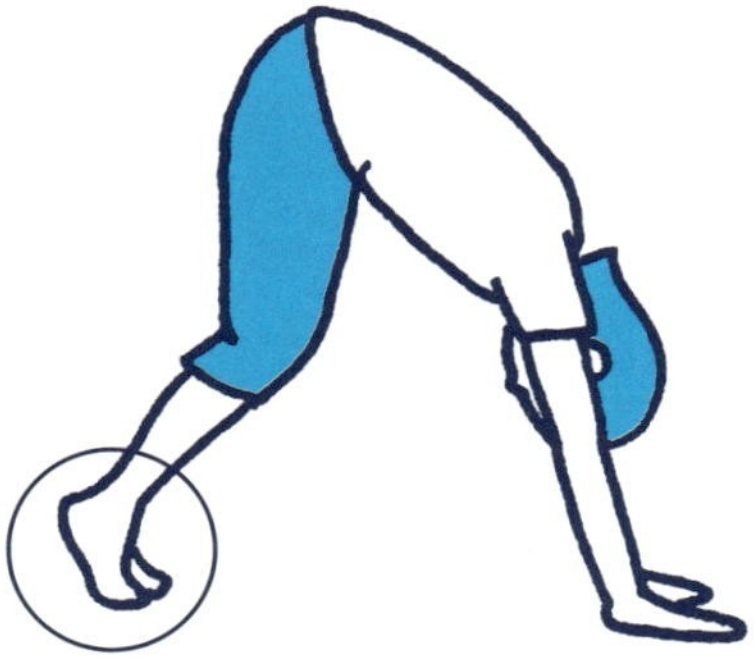

p.89～91のストレッチをして、柔軟性を高めましょう。毎日継続的に行い、3カ月後に「適度な柔軟性」になれることを目標にします。

柔らかすぎる！過度な柔軟性

両足のつま先の下に事典や電話帳などを置き、膝を完全に伸ばした状態で両手の指先を床につけたまま立位体前屈ができる。

柔らかすぎると…

足関節や膝関節が不安定になり、筋肉や関節への負担が増える。

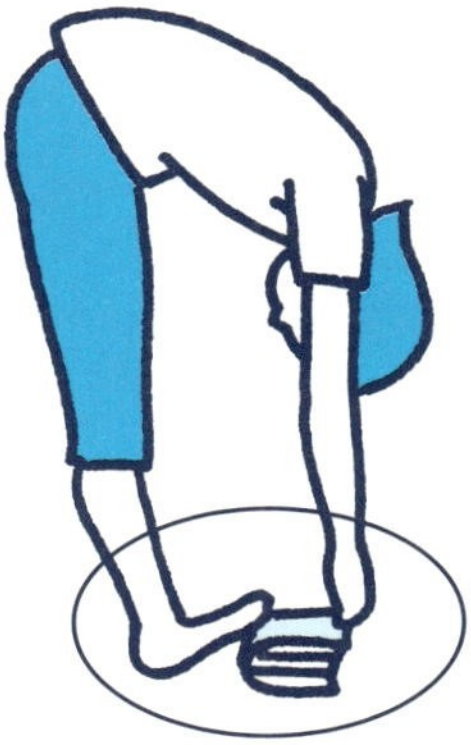

ストレッチをする必要はありません。それよりも筋力トレーニングをして関節の安定を高めることが大切です。

適度な柔軟性

両手を床についたとき、膝を完全に伸ばしたまま無理なく両足のかかとがしっかり床につく。

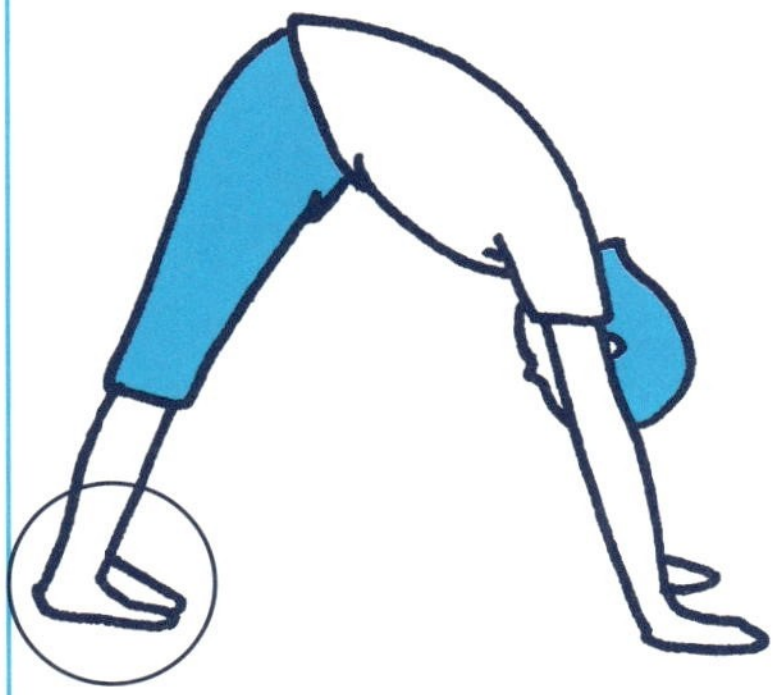

運動後や疲労を感じるときにp.89～91のストレッチをして、柔軟性を維持してください。過度な柔軟性を目指すのではなく、あくまでも維持を目標にします。

Flexibility check 7

背中［広背筋《こうはいきん》］

Start Position

床に仰向けになり、両腕をあげて、万歳をする。腕と床の間隔がポイント。

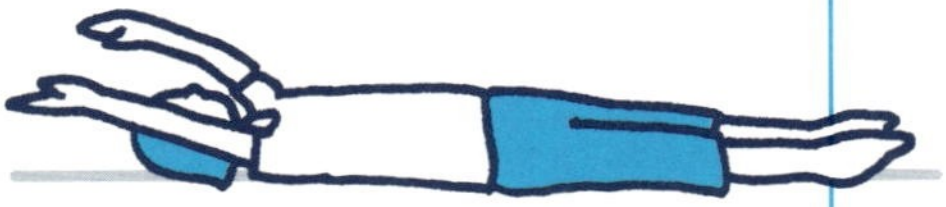

硬い！柔軟性不足

万歳をしたとき、両肘が床から大きく浮く。

硬すぎると…

背中のハリや疲労感が出やすい。首こり、肩こりが起きやすい。ねこ背になりやすい。

p.92～94のストレッチをして、柔軟性を高めましょう。毎日継続的に行い、3カ月後に「適度な柔軟性」になれることを目標にします。

広背筋

脇の下から背中、腰まで通っており、筋肉の中で最大の面積を持つ。物を引っ張ったりするときに使われる。硬くなると背中の張りや疲労感をもたらし、腕が上げにくくなるなどの弊害がある。

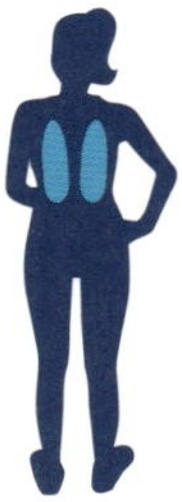

柔らかすぎる！過度な柔軟性

万歳をして上腕までぴったり楽に床についてしまう。

柔らかすぎると…

肩関節が不安定になりやすく、筋肉や関節への負担が増える。

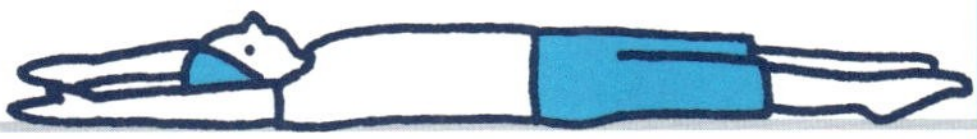

ストレッチをする必要はありません。それよりも筋力トレーニングをして関節の安定を高めることが大切です。

適度な柔軟性

万歳をしたとき、無理なく両手を床につけることができる。

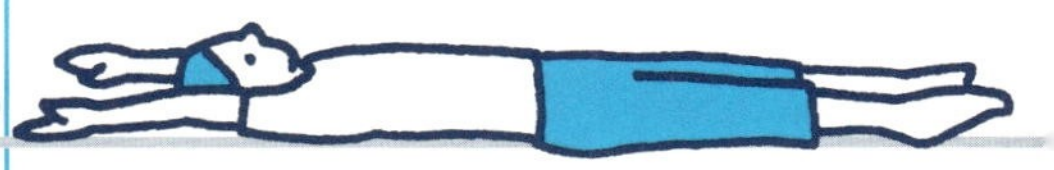

運動後や疲労を感じるときにp.92～94のストレッチをして、柔軟性を維持してください。過度な柔軟性を目指すのではなく、あくまでも維持を目標にします。

バランスボールをいつもの椅子に

人間工学に基づいて設計された高機能椅子がもてはやされています。たしかに、腰などに過剰な負担がかからない設計になっているのですが、筋肉にとってはそれがよくありません。自分のからだをそうした椅子にあずけてしまうことで、正しい姿勢を維持するための筋肉をあまり使わずに済んでしまうため、まるでコルセットをしたかのように、どんどん筋肉が衰えてしまいます。

1日のうち、30分でも正しい姿勢を維持して座るようにしてください。より便利なもの、楽なものに流れてしまうと、それだけ筋肉が使われなくなります。ただでさえ筋肉を使わないデスクワーク。少しでも**自分の筋肉を使って、姿勢を維持するよう意識しましょう**。

いちばんいいのは、バランスボールを椅子代わりにして30分でも1時間でも座ること。バランスボールはゴムでできていて、そこに座るとからだはグラグラとして不安定になります。すると、動かないように安定を保とうと、下半身や腹筋、背筋などの筋肉を総動員させて、姿勢を維持しようとします。バランスボールを使えば、座りながら筋トレになりますし、不安定なからだを支えようと筋肉が動くと、小脳のはたらきが活発になるので、脳トレにもなります。

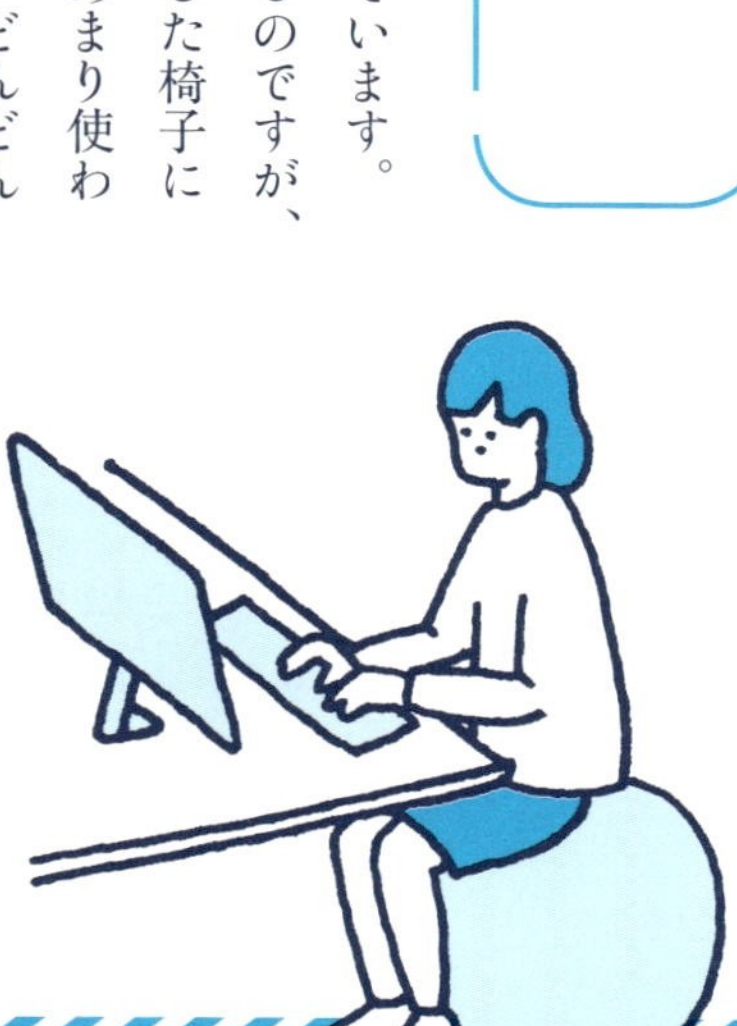

あなたの感じている疲れは本当の疲れ？

疲れには肉体的な疲れと脳の疲れがあります。私たちが「今日は疲れたなあ」と感じるその疲れは、ほとんどの場合、モノを考えたり、気を遣ったり、あれこれ悩んだりといった脳の疲れなのです。もし、あなたが「疲れたから運動する気になれない」「疲れたから運動は控えよう」というのでしたら、それは肉体的疲労によるものなのか、脳の疲れによるものなのかを見極める必要があります。

脳の疲れであれば、むしろ運動することによってリフレッシュし、心身がスッキリするでしょう。反対に**肉体的な疲れであれば、からだを休めて十分に睡眠をとったほうがいいでしょう**。

私自身、肉体疲労と頭脳疲労を分けて考えています。私は月に1回程度、1日中講習を行うことがあるのですが、このときは1日に6時間も人前で話さなくてはなりません。終わったあとは、どっと疲れます。その疲れは、クライアントさんとのセッションで、たとえば10キロ、20キロ走ったあとよりも、もっと疲れます。講習の疲れは、脳を使ったからというのがわかるので、どんなに疲れていても眠くても、私は軽くジョギングに出かけます。そうすると、さっきまでの疲れがウソのようにスッキリします。

疲れているのに走るなんて信じられない！と思うかもしれませんが、一度、だまされたと思って運動してみてください。そのあとの爽快感を得たら、きっと頭脳疲労のときこそ、運動してスッキリしようと思うのではないでしょうか。

肉を食べると痩せやすくなる

肉はダイエットの敵！と思われている人は多いですね。たしかに肉類はカロリーが高いものが多く、脂質も多いので、「太る」と思われても仕方がないと思います。しかし、**肉類を食べないとたんぱく質不足になり、筋肉がつくれないばかりか減っていくことにもなるので、基礎代謝量が落ちて太りやすいからだにもなってしまいます**。よけいな体脂肪を蓄えないようにするために、肉は良質なたんぱく質が含まれている部位を選ぶようにしましょう。

良質なたんぱく質とは、「アミノ酸スコア１００」ということです。たんぱく質は約20種類のアミノ酸から構成され、そのなかでも9種類は体内ではつくれないので、食事から摂取する必要があります。これを必須アミノ酸といいます。アミノ酸スコア１００というのは、すべてのアミノ酸がバランスよく１００含まれていて、体内への吸収率も高いものをいいます。

食品成分表には、このアミノ酸スコアが表記されています。そのなかで、アミノ酸スコア１００の食品には、肉類では、鶏胸肉、鶏ささみ、豚ロースなど。ほかに卵、鮪《まぐろ》の赤身、ツナなどがあります。このように、たんぱく質を摂るときにはアミノ酸スコア１００の良質のものを選ぶと効果的です。

主な食品のアミノ酸スコア

食品	アミノ酸スコア
精白米	65
小麦粉	44
大豆	86
鶏卵	100
牛乳	100
牛肉（サーロイン）	100
豚肉（ロース）	100
鶏肉（胸肉）（ささみ）	100
鮪（赤身）	100
鮭	100
ツナ	100
あさり	81
ピーマン	68
じゃがいも	68

※『七訂食品成分表 2018』より

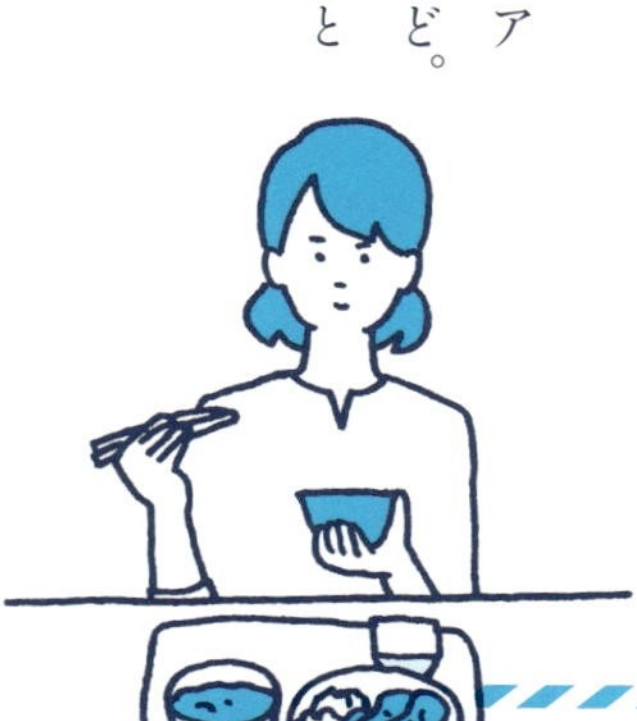

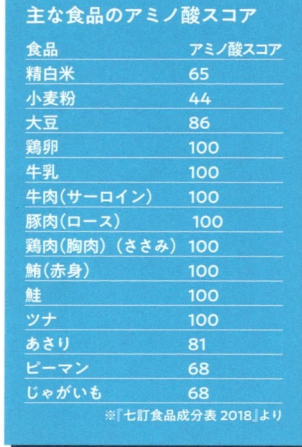

PART 3

残念な体型にならない

筋トレ Month 3~4

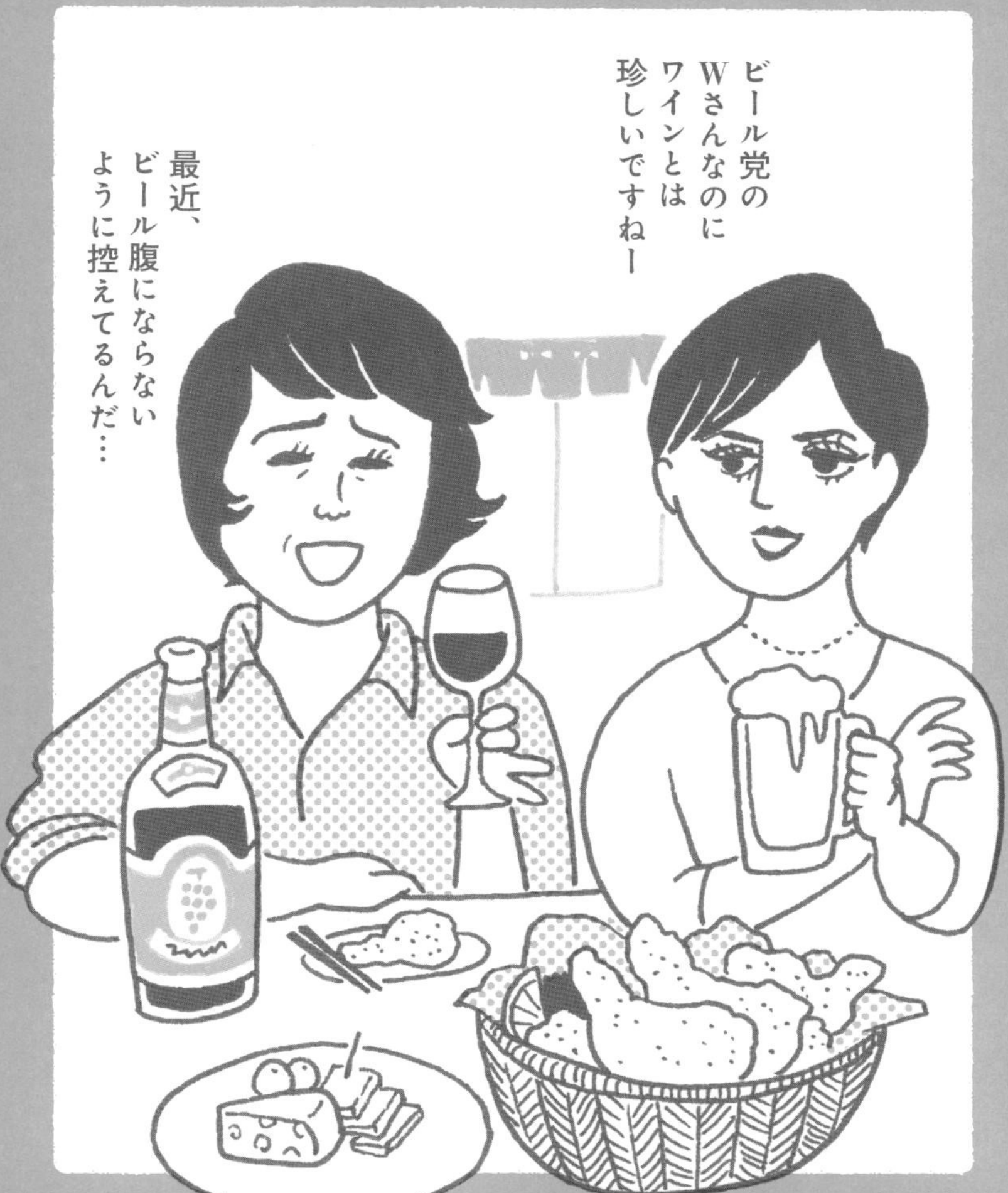
ビール党のWさんなのにワインとは珍しいですねー
最近、ビール腹にならないように控えてるんだ…

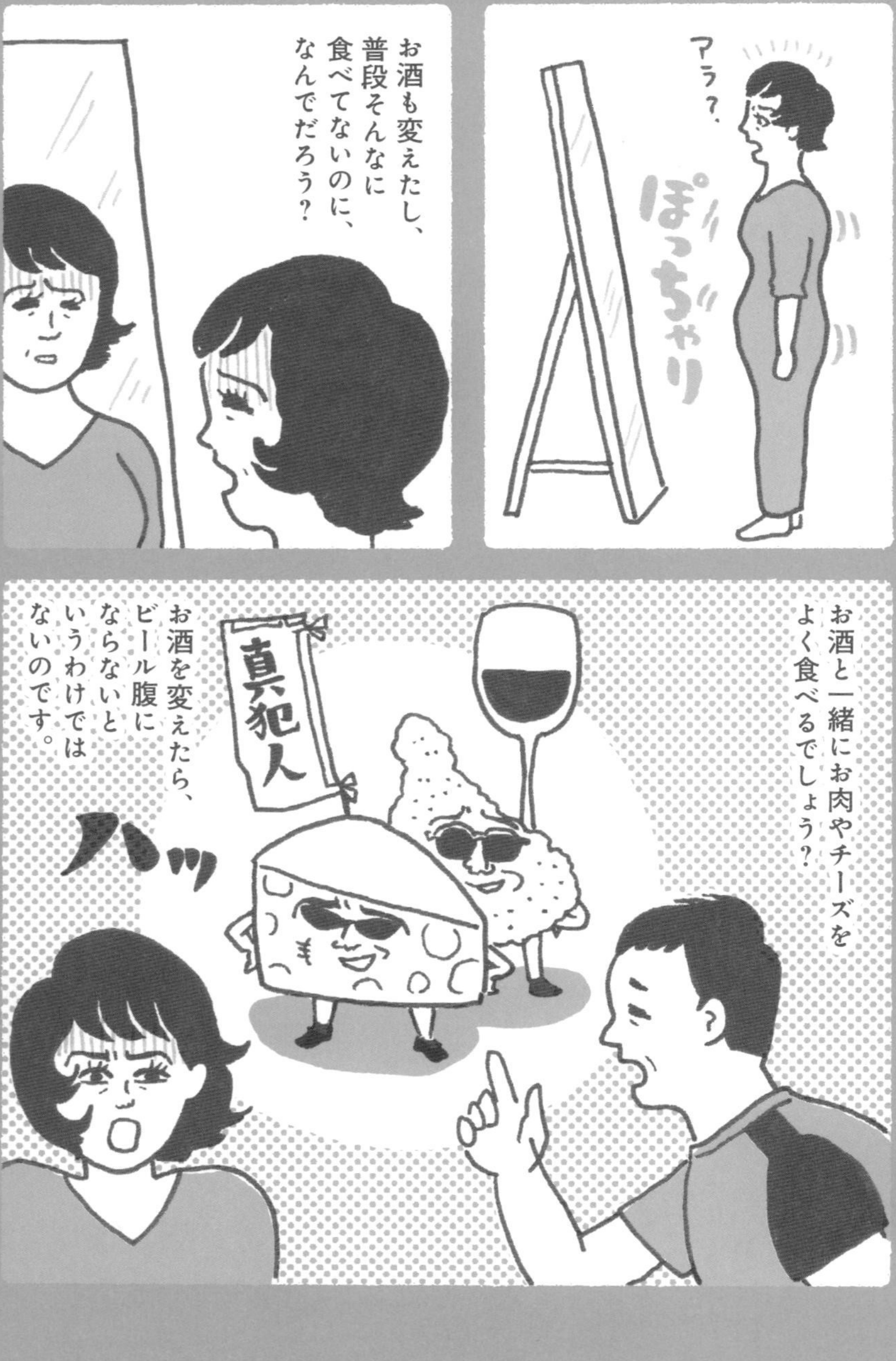
アラ？、
ぽっちゃり
お酒も変えたし、普段そんなに食べてないのに、なんでだろう？
お酒と一緒にお肉やチーズをよく食べるでしょう？
真犯人
お酒を変えたら、ビール腹にならないというわけではないのです。
ハッ

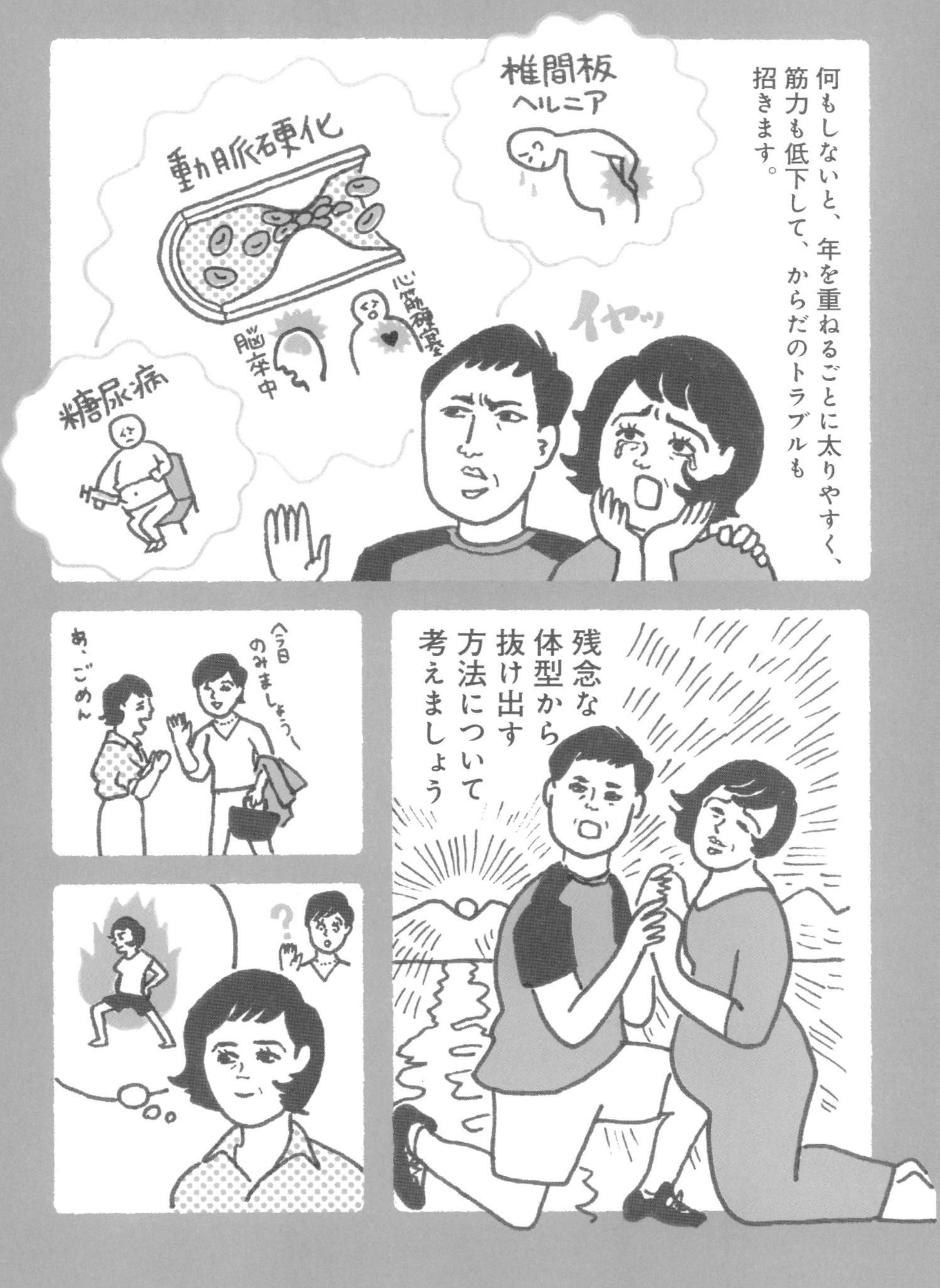
何もしないと、年を重ねるごとに太りやすく、筋力も低下して、からだのトラブルも招きます。
椎間板ヘルニア
動脈硬化
心筋梗塞
脳卒中
糖尿病
イヤッ
〜今日のみましょう〜
あ、ごめん
?
残念な体型から抜け出す方法について考えましょう

筋トレのレベル
3ヵ月目
★★★

Month 3

スプリットスクワット トゥリフト

太もも

20回
2~3セット

Start Position

床にまっすぐ立つ。

1 手を後ろに組んで、
膝がつま先よりも前に出ないように
右脚を前に出す。

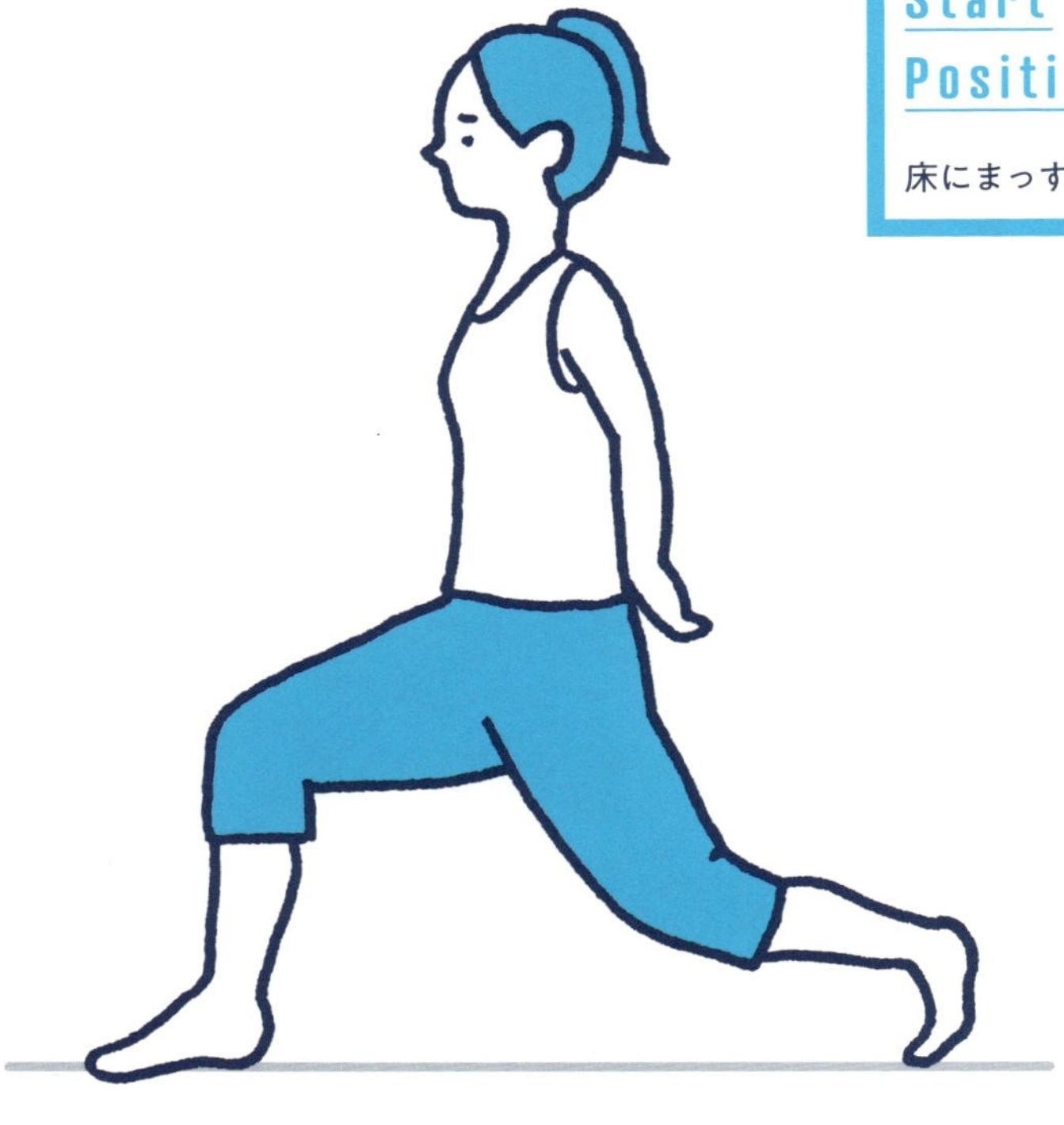

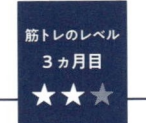

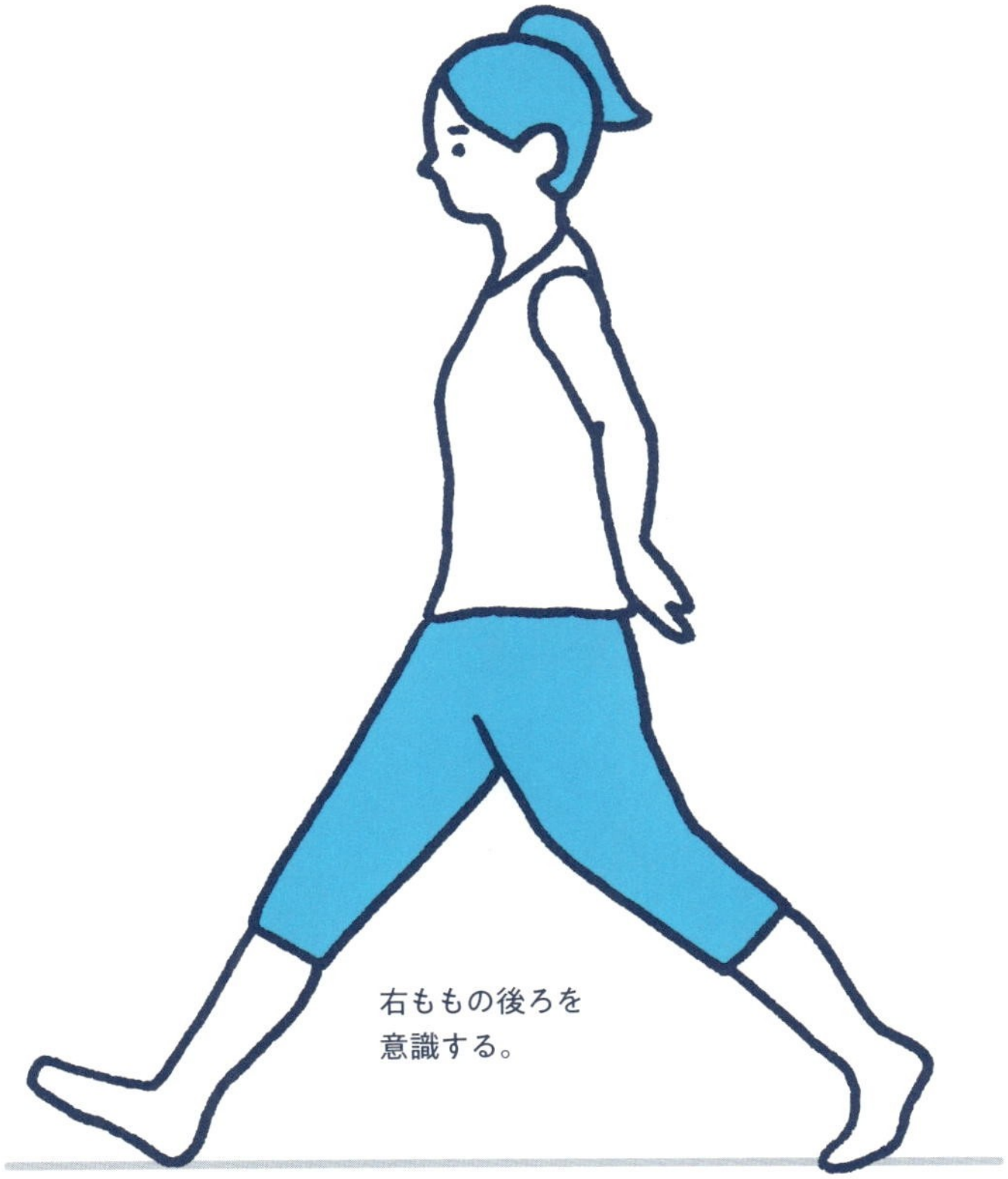

2 右脚のつま先を持ち上げ、後ろに体重をかけながら膝を伸ばす。

3 ①〜②を左脚も行う。

ヒップリフト

お尻

20回
2~3セット

Start Position

床に仰向けになる。

1 両手は床面に置き、両膝を骨盤幅に開いて立てる。

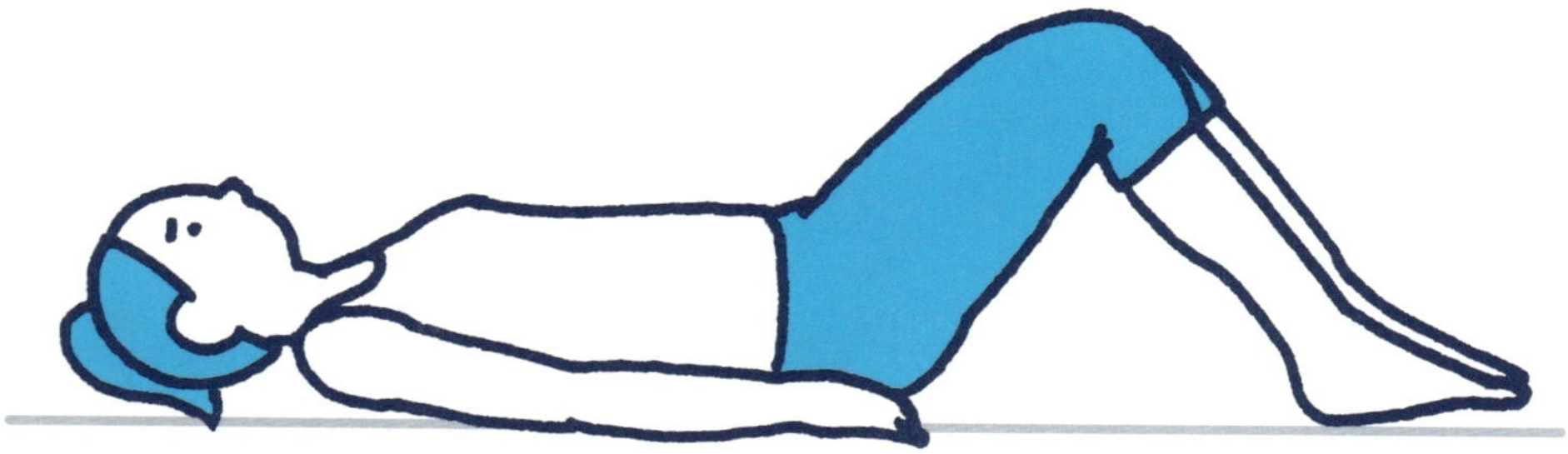

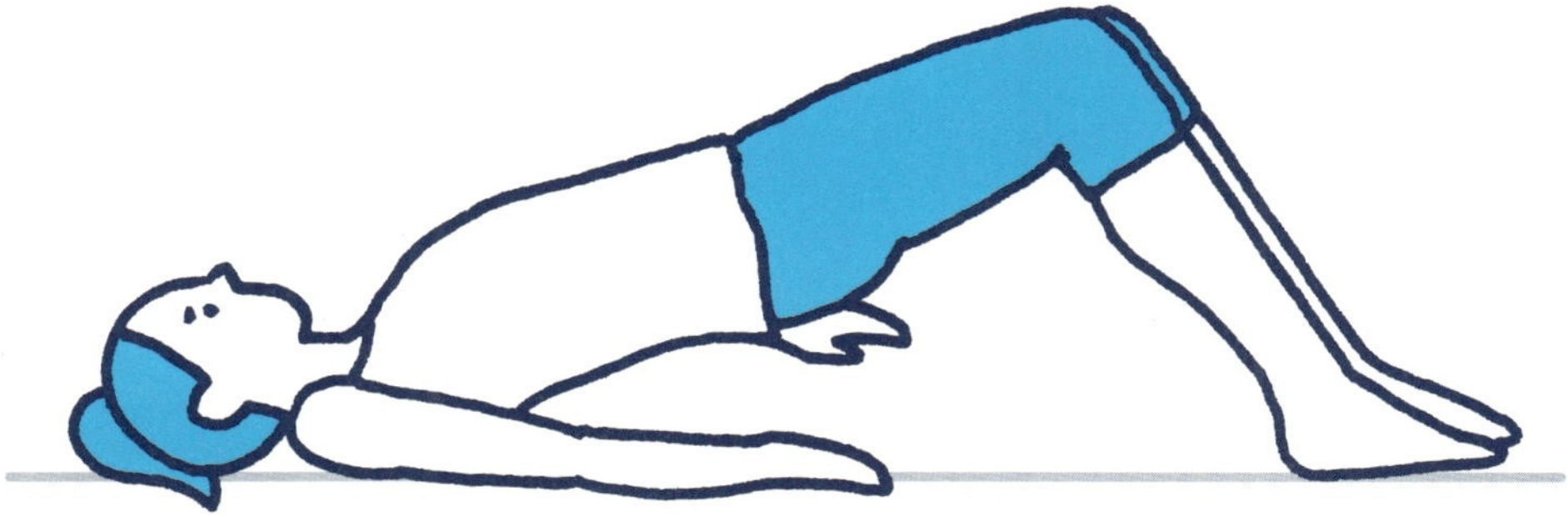

2 お尻を持ち上げ、膝から肩までが一直線になる状態で3秒キープ。

3 ①～②を繰り返す。

筋トレのレベル
4ヵ月目
★★★

Month 4

ワンレッグスクワット

太もも

1 右脚を後ろに大股1歩ぶん下げる。
両手は前脚のももの上にそろえて置き、
前傾姿勢になる。

左右20回
2~3セット

Start Position

両足を腰幅に
開いて立つ。

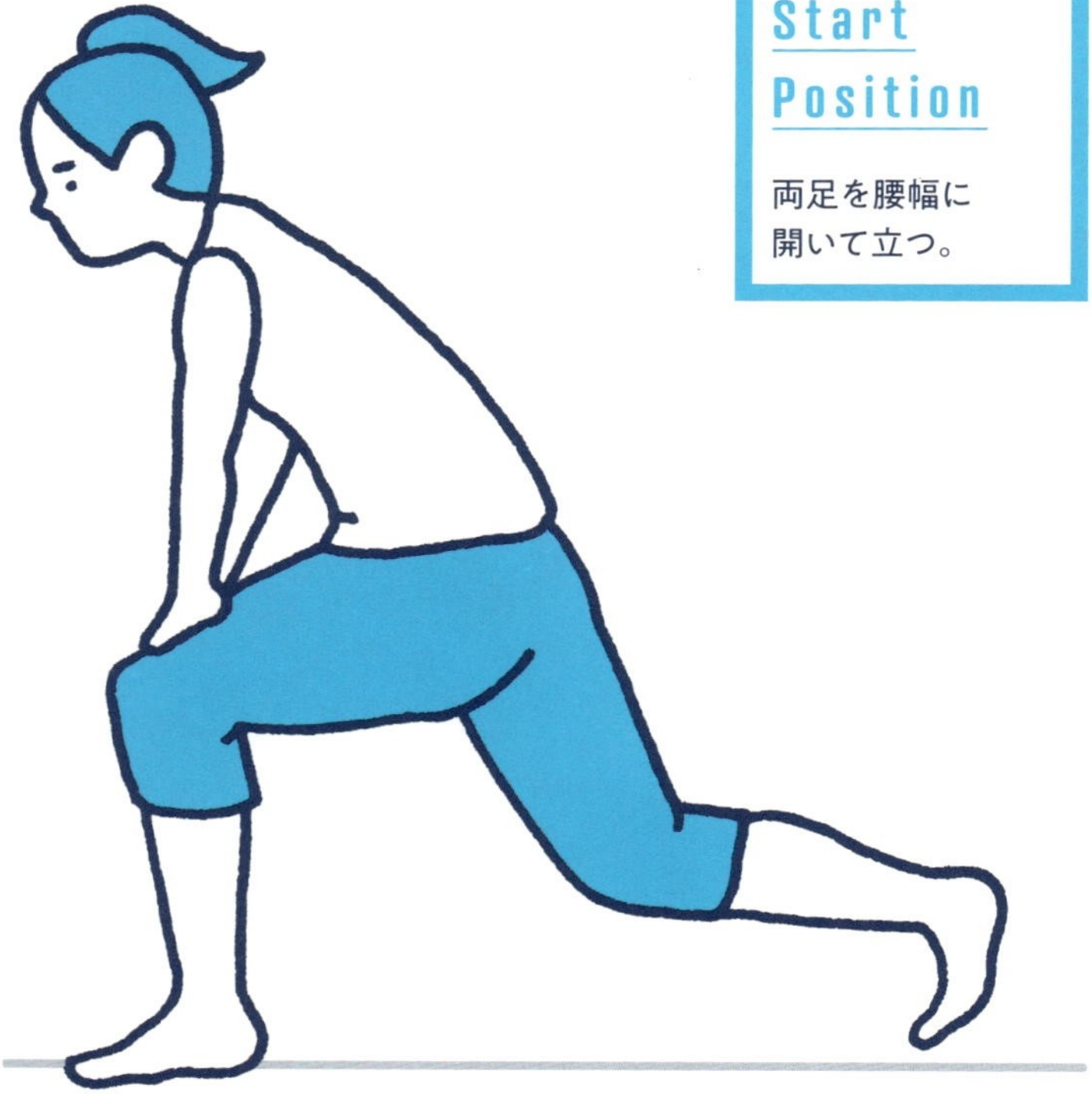

2 前足に体重を乗せ、
4 秒かけて膝を伸ばしながら
腰を上げる。

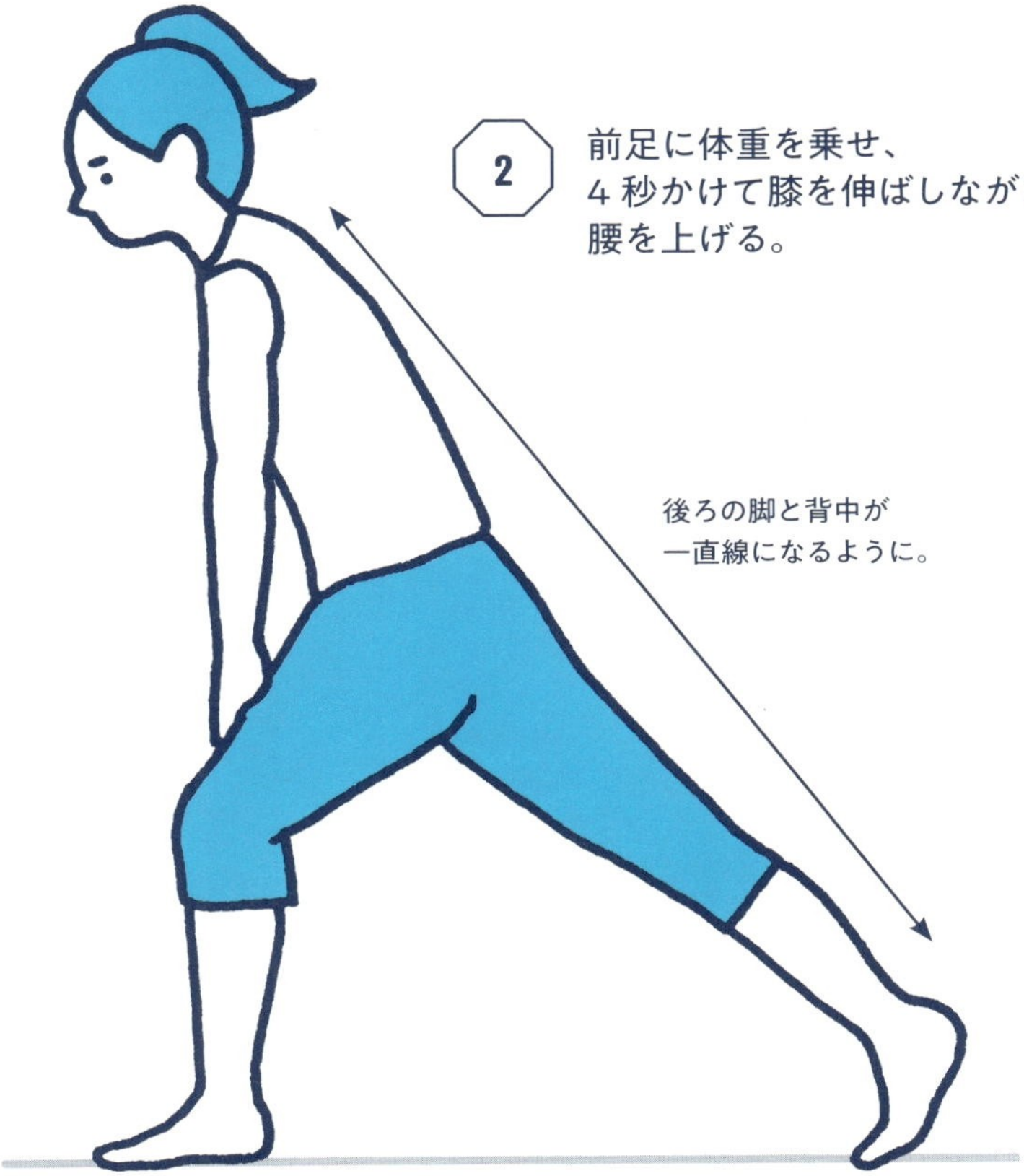

3 4 秒かけて①に戻る。

4 ①～③を左脚も行う。

ワンレッグヒップリフト

お尻

左右20回

2~3セット

Start Position

床に仰向けになる。

1 左膝を立て、右足を乗せる。

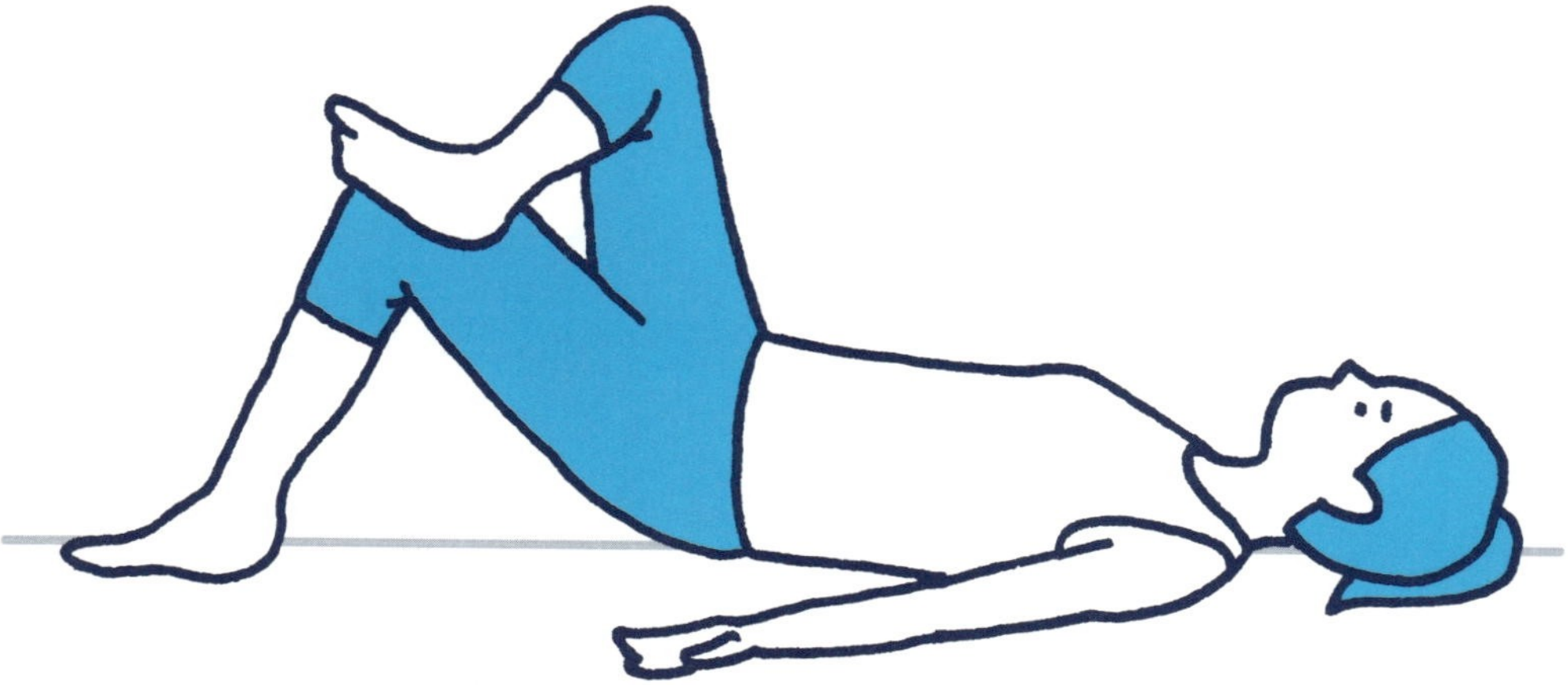

2 左足裏をしっかり床につけて、
4秒かけて膝から胸が一直線になる高さまで
体を持ち上げる。

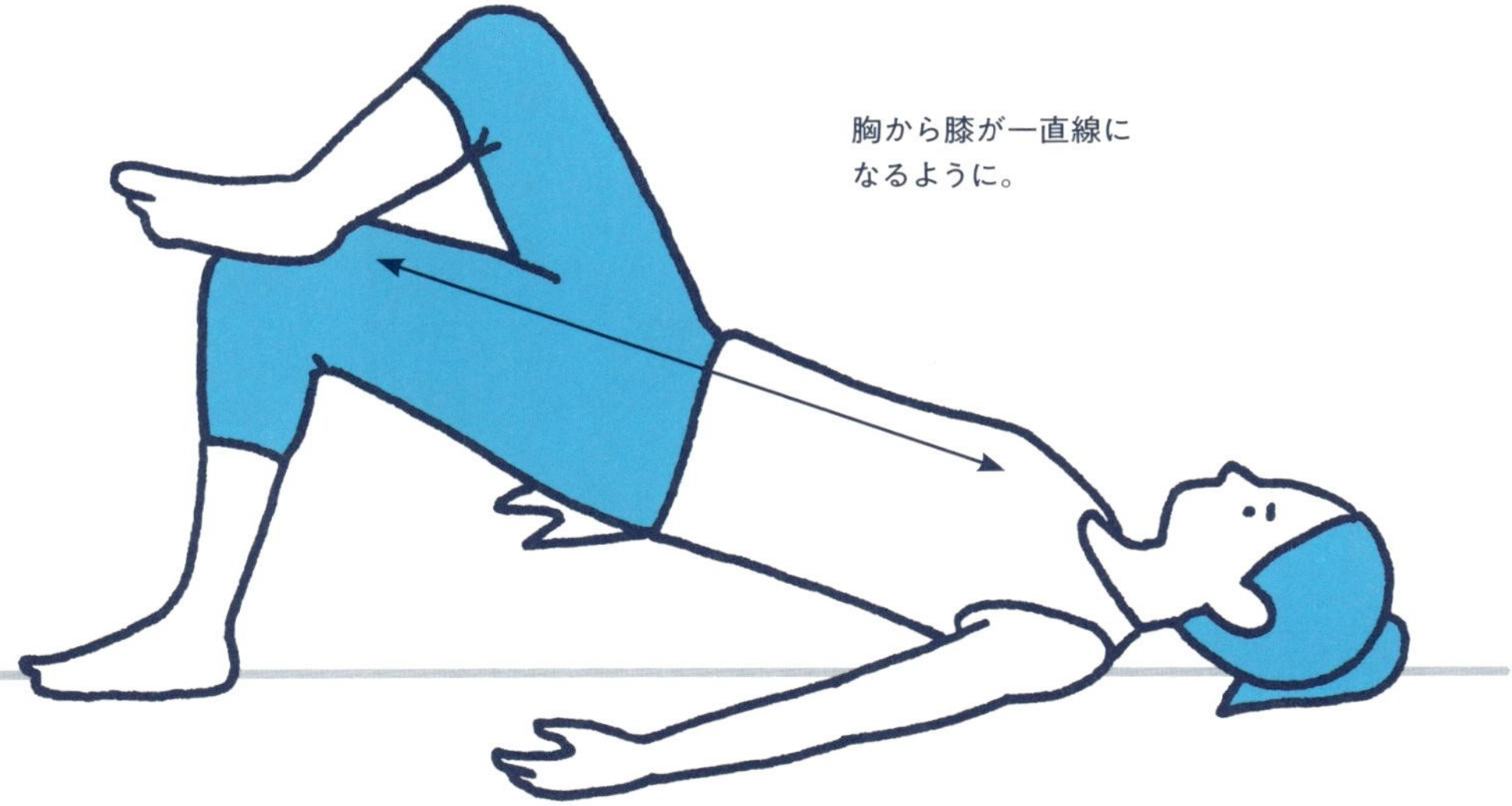

3 4秒かけて①に戻る。

4 ①～③を左脚も行う。

ソファをやめると下腹部に効く

家のなかで座っている時間は、割合長いものです。長時間不良姿勢でいると、からだに悪影響を及ぼすことがあります。たとえば、ソファのように背が低く、ふかふかのクッションがある椅子に座ると、腰が丸くなって下腹部が出る姿勢になります。そうすると、骨盤を長時間後傾させることになり、腸腰筋《ちょうようきん》という骨盤と脚のつけ根を結ぶ筋肉が弱くなってしまいます。

通常、骨盤は少し前傾しているのですが、**ソファに座っている時間が長く、しかも習慣化している人は、だんだん骨盤が後傾してきます**。すると、内臓の位置が下のほうにずれてきて、下腹部が出るようになってしまいます。自ら下腹が出やすくなるのを招いているのです。

そうならないためには、両方のおしりにある坐骨2点に体重をのせるように骨盤を立てて座ること。骨盤が正しく前傾し、背骨がまっすぐに伸びます。このような姿勢を保つには、ソファではむずかしく、やはりふつうの椅子がベスト。

運動しないと、おなかなどに脂肪がついてきますが、ソファで骨盤が後傾することでも、下腹が出やすくなる可能性があります。加えて、腰痛の原因にもなります。骨盤をしっかり立てて座ることだけでも、腰への負担を軽減します。

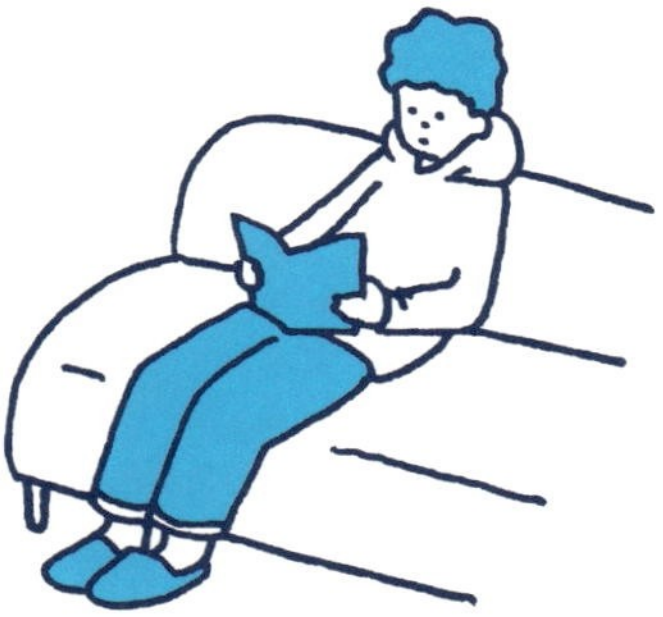

「スイーツはやめられない！」人のための呪文

毎日、一度は何か甘いものを口にしないと我慢できない。毎食事のあとに必ずデザートを食べたい……。

これは、多くの女性の悩みではないでしょうか。じつは私もその一人です。

たとえば、小腹がすいたからチョコレートを1つ食べる。でも途中でおなかが満たされたらそこで食べるのをやめればいいのに、いつの間にか「1箱完食するまで食べよう」という目標に変わってしまいます。

しかし、それは本来のエネルギーを補給する意味での食欲ではありません。なんとなく手が伸びてしまっただけです。無意識に食べるという行動を起こしてしまう人は、食べる前に「私は今空腹だろうか？」と自問自答してみましょう。何か明確な理由があるときには、食べていいのです。でも、考えてみても、とくに理由は見当たらない。それでも、食べていけないわけでなく、食べてかまいません。ただ、**食べる前にいったん、なぜ食べたいと思ったのかを考える時間を持つようにするのです**。

これを繰り返していくと、無意識な行動から意識的な行動に変化し、「食べたい理由があるときのほうがおいしく感じる」「理由がないときはおいしく感じなくなってくる」とおっしゃる方もいます。反対に、それがわかるようになると、人間は理由をつくるようになります。目の前の甘いものをよりおいしく食べたいと思うから、食べる前に仕事をもうひとがんばりしようとか、軽く走ってからなどと考え、行動を起こすようになります。

「フルーツならOK！」の落とし穴

動物性たんぱく質を摂らない「菜食主義」と同じように、果物を食事のようにして食べ、ほかの栄養素を極端に摂らない人たちがいます。彼らは「果物主義」と呼ばれているのですが、私のまわりにも少なくありません。割合年齢の高い方々に多く、果物を毎食後食べないと気が済まない人たちです。

果物を食べることがよくないわけではありません。果物にはビタミンやミネラルが豊富なだけでなく、食物繊維も多いので血糖値の上昇を抑えるはたらきもあります。食後は、血糖値が急上昇します。したがって、食後のデザートに果物を食べるということは理にかなっていると思います。しかし、果物には果糖という糖分が多く含まれているので、1日の総摂取カロリーに照らしてみたときに、たくさんの種類の果物を食べることでカロリーオーバーになっていないかを考えてみる必要があります。

1日のうち、食後の果物は1回だけで十分です。りんごやなし、グレープフルーツなどなら1日1個、オレンジ、みかん、キウイなら2個まで。バナナなら2本までが適量です。

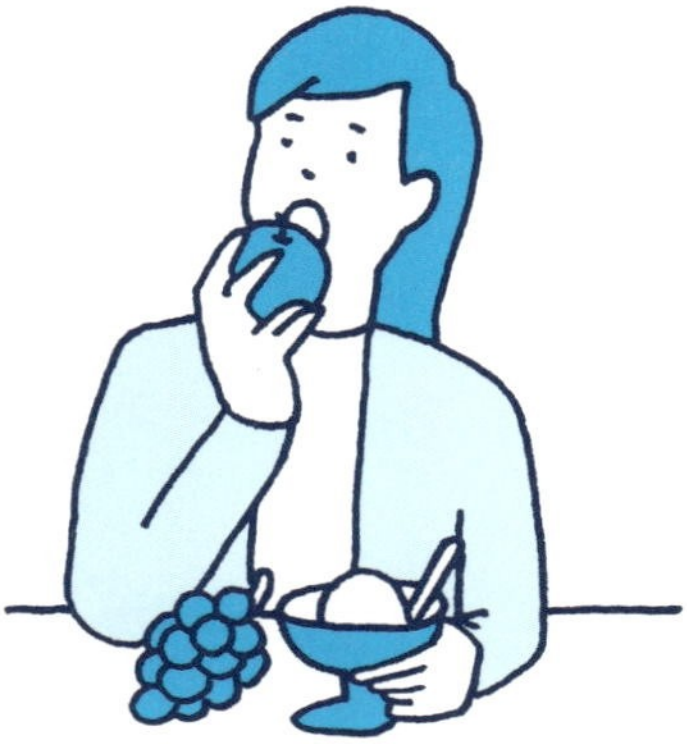

PART 4

ストレッチで動けるからだに

ストレッチ21

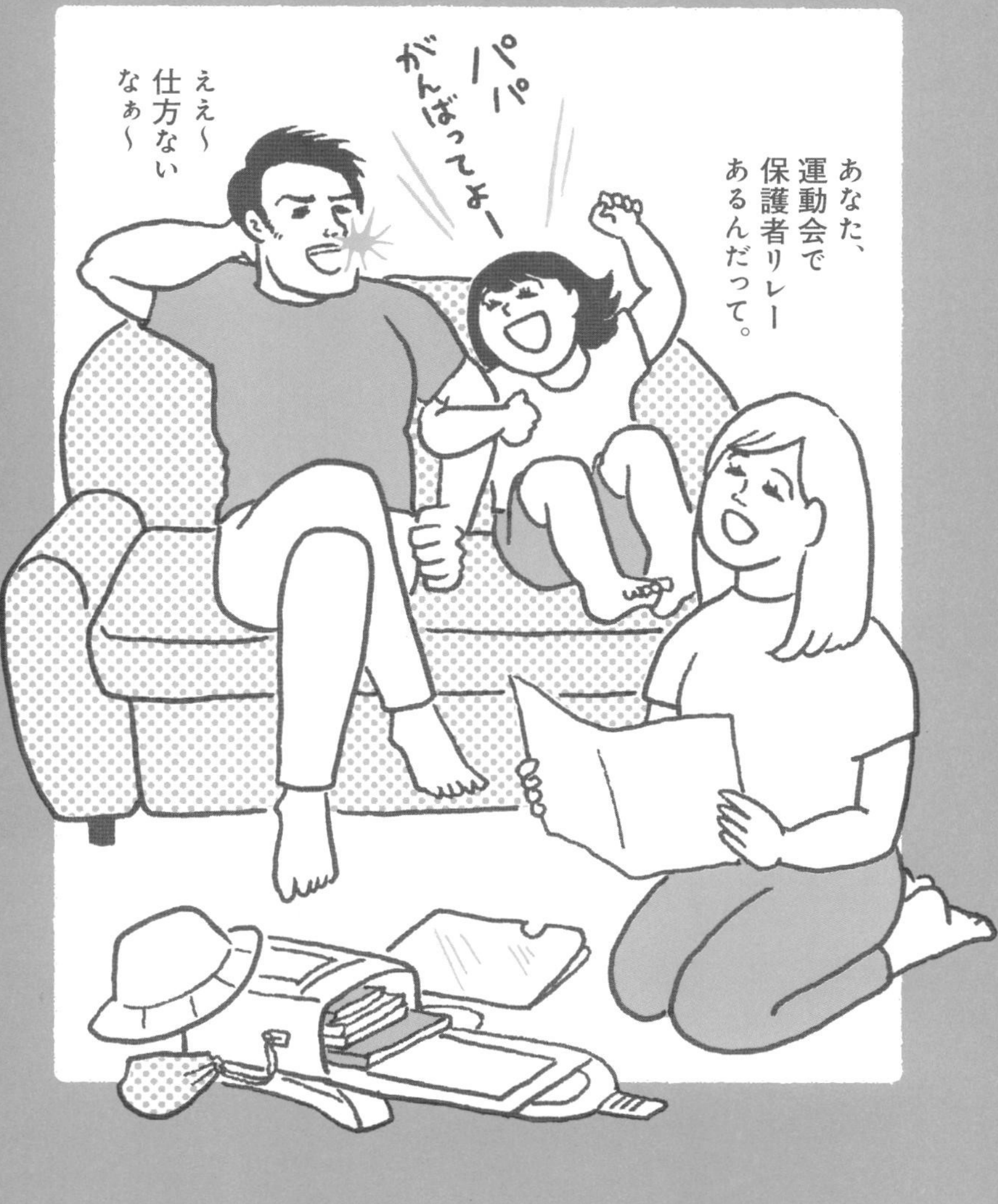
あなた、運動会で保護者リレーあるんだって。
パパがんばってよー
ええ～仕方ないなぁ～

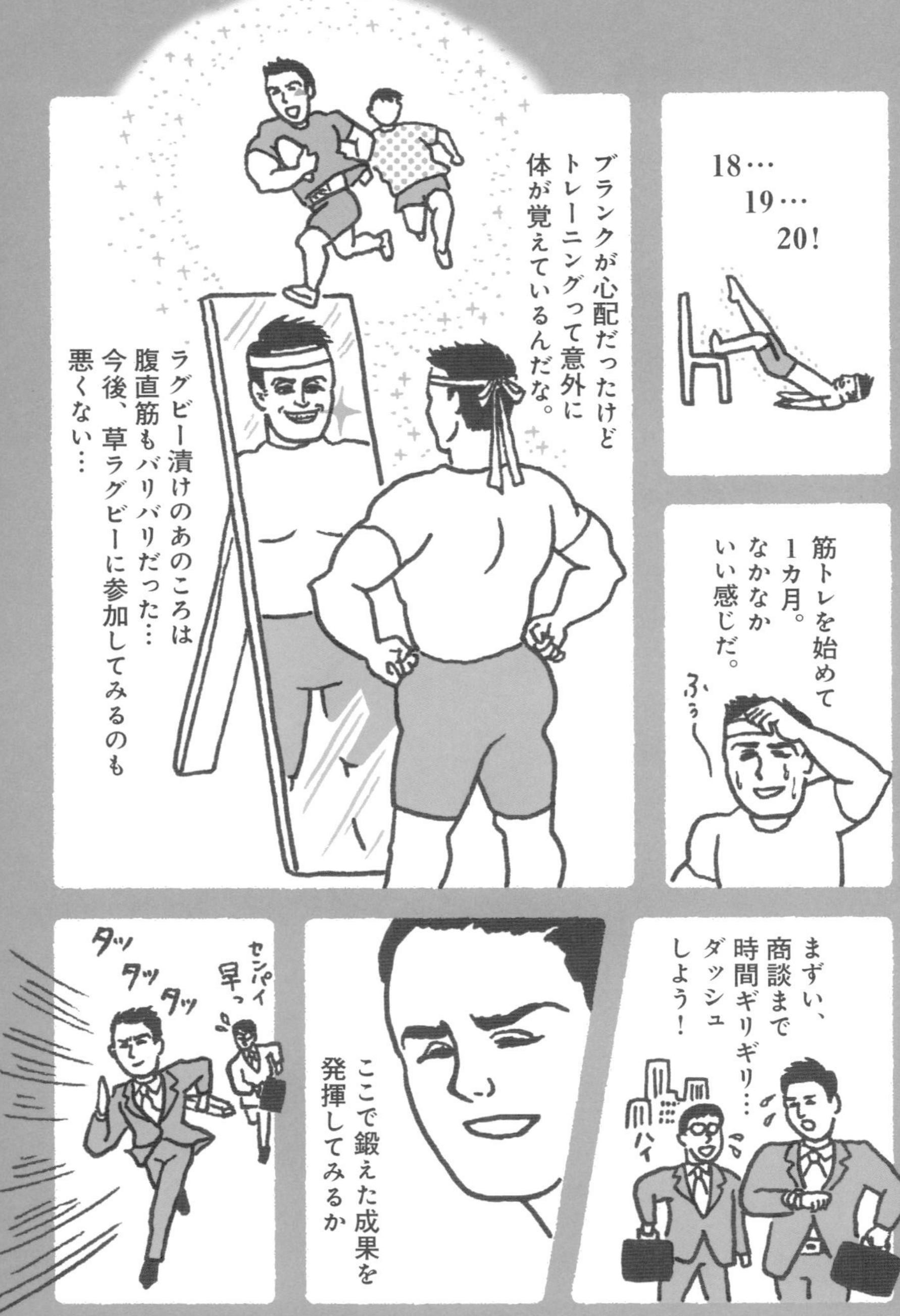
18…
19…
20!
筋トレを始めて1カ月。なかなかいい感じだ。
ふぅ〜
ブランクが心配だったけどトレーニングって意外に体が覚えているんだな。
ラグビー漬けのあのころは腹直筋もバリバリだった…今後、草ラグビーに参加してみるのも悪くない…
まずい、商談まで時間ギリギリ…ダッシュしよう!
ハイ
ここで鍛えた成果を発揮してみるか
タッ
タッ
タッ
センパイ早っ

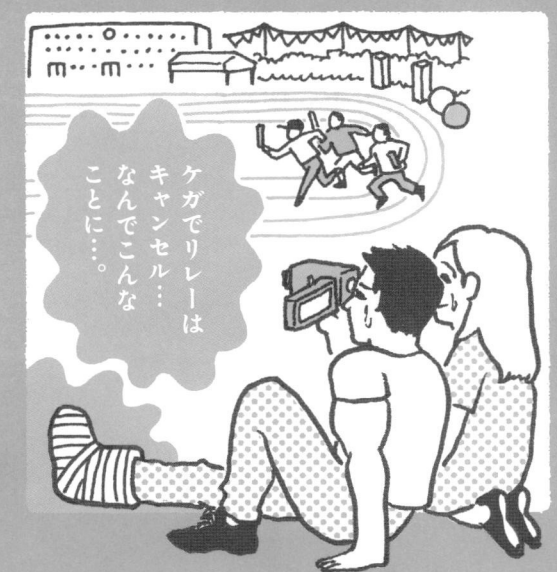

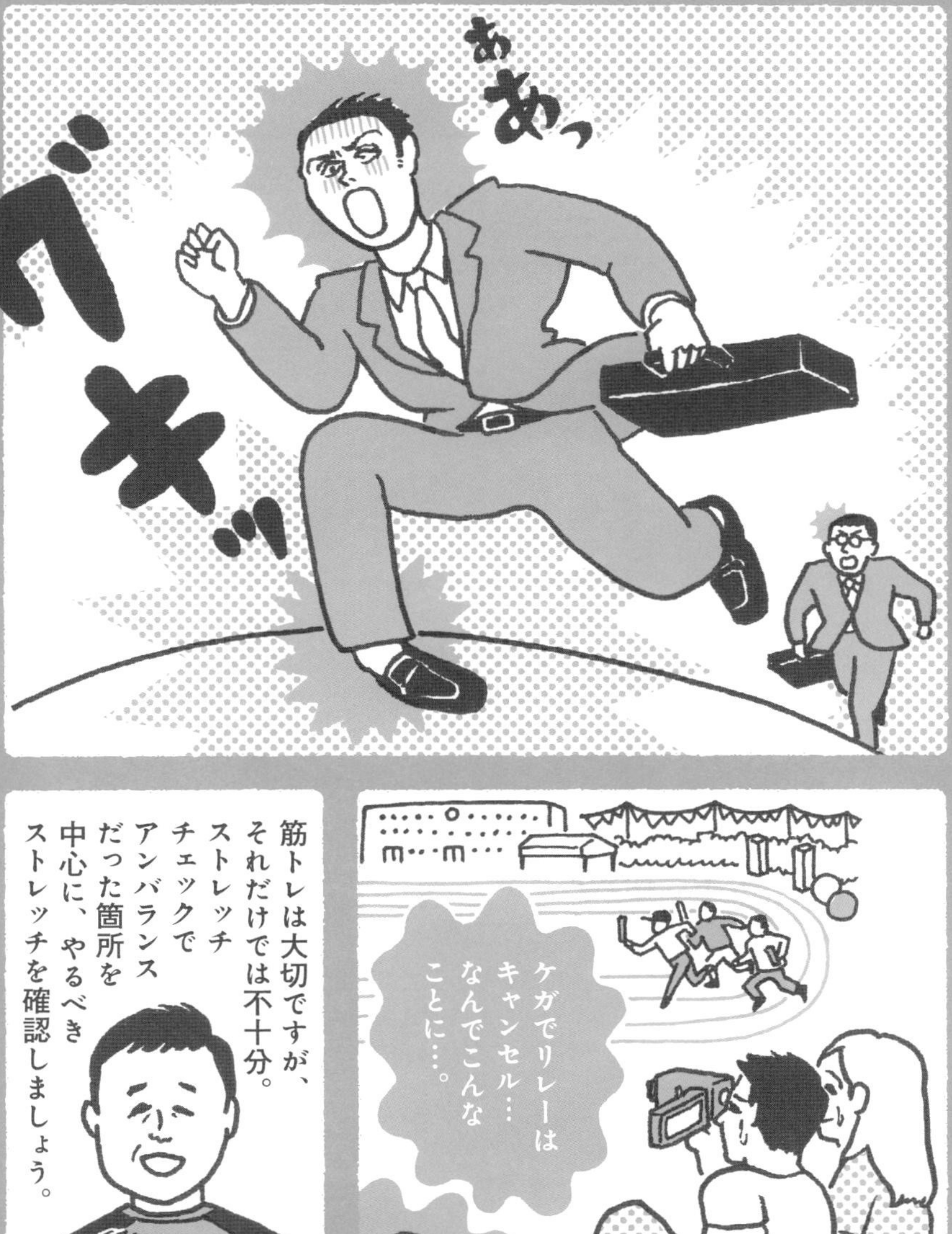
ああっ
グキッ
ケガでリレーはキャンセル…なんでこんなことに…。
筋トレは大切ですが、それだけでは不十分。ストレッチチェックでアンバランスだった箇所を中心に、やるべきストレッチを確認しましょう。
ガーン

自分のからだで必要なところを伸ばそう！

柔軟度チェックで、自分のからだのどこが硬いかがわかったら、
その部位を重点的にストレッチしていきます。
アンバランスなからだの状態が変わると、
ケガをしにくくなりますし、不調も解消していきます。

◎ からだが効率よく伸びるコツ

「痛気持ちいい」を感じられる程度に伸ばす

強い痛みがなく、適度な伸び感を得られるくらい―「痛気持ちいい」くらいを目安にして、ストレッチします。強い痛みに耐えながら伸ばすと、筋肉や靭帯《じんたい》を傷めるおそれもあります。反対に、いつも動かしている範囲でストレッチをしても、柔軟性は上がりません。楽に伸びるようになったり、物足りなさを感じるようになったら、負荷をかけたストレッチポーズをしていきます。

1日～1日おきを目安にすると、続けやすい

硬い部分を優先的に、週に５～７日、1ポーズをして 20 ～ 30 秒、２～３セットを目安にストレッチします。ストレッチ効果を早く実感することができ、「ストレッチをしないと、気持ちが悪い」という状況になれば自然と継続もしやすくなります。

息をゆっくり吐きながらストレッチ

ストレッチをするときは、呼吸を止めずに息をゆっくり吐いて行います。副交感神経が優位になり、筋肉もリラックスしやすくなります。力を抜いて、筋肉の伸び感を楽に感じましょう。

チェックシートの使い方

1. 70 ~ 94 ページにあるポーズを選んで、ストレッチします。
2. 自分のからだに合う、「痛気持ちいい」感じられるものを選んで続けてください。楽に伸びるようになったり、物足りなさを感じたら、違うストレッチポーズを選んで、続けてください。
3. 柔軟性不足に●がついた部位だけ、集中してストレッチします。

チェック

チェック	部位	ページ
□	太もも裏側[ハムストリングス] 1	p.70
□	太もも裏側[ハムストリングス] 2	p.72
□	太もも裏側[ハムストリングス] 3	p.74
□	太もも 表側[大腿四頭筋] 1	p.76
□	太もも 表側[大腿四頭筋] 2	p.78
□	太もも 表側[大腿四頭筋] 3	p.79
□	お尻[大臀筋] 1	p.80
□	お尻[大臀筋] 2	p.81
□	お尻[大臀筋] 3	p.82
□	太ももの内側[股関節内転筋群] 1	p.83
□	太ももの内側[股関節内転筋群] 2	p.84
□	太ももの内側[股関節内転筋群] 3	p.85
□	骨盤の横[股関節外転筋群] 1	p.86
□	骨盤の横[股関節外転筋群] 2	p.87
□	骨盤の横[股関節外転筋群] 3	p.88
□	ふくらはぎ[下腿三頭筋] 1	p.89
□	ふくらはぎ[下腿三頭筋] 2	p.90
□	ふくらはぎ[下腿三頭筋] 3	p.91
□	背中[広背筋] 1	p.92
□	背中[広背筋] 2	p.93
□	背中[広背筋] 3	p.94

STRETCH

太ももの裏側

ハムストリングス 1

1〜3を
2~3セット

Start Position

床にあぐらを
かいて座る。

1

右脚を前に伸ばし、左脚は膝下に入れる。
右足先を右手で持ち、外側に開いてキープ。

息を吐きながら20〜30秒

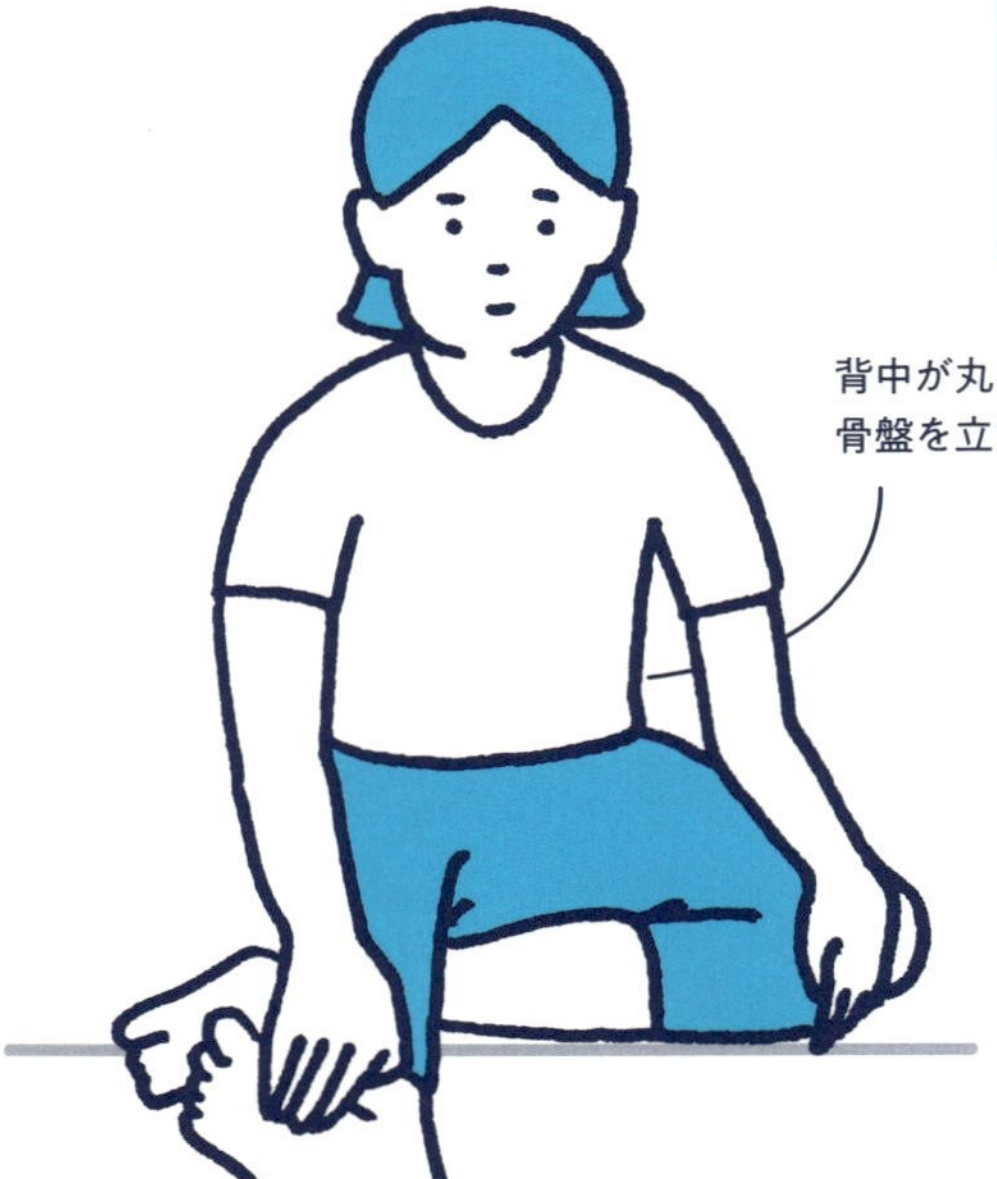

背中が丸くならないように、
骨盤を立てる。

2 左手で右足先を持ち（右手は置きやすい位置に置く）、内側にたおすようにしてキープ。

息を吐きながら20～30秒

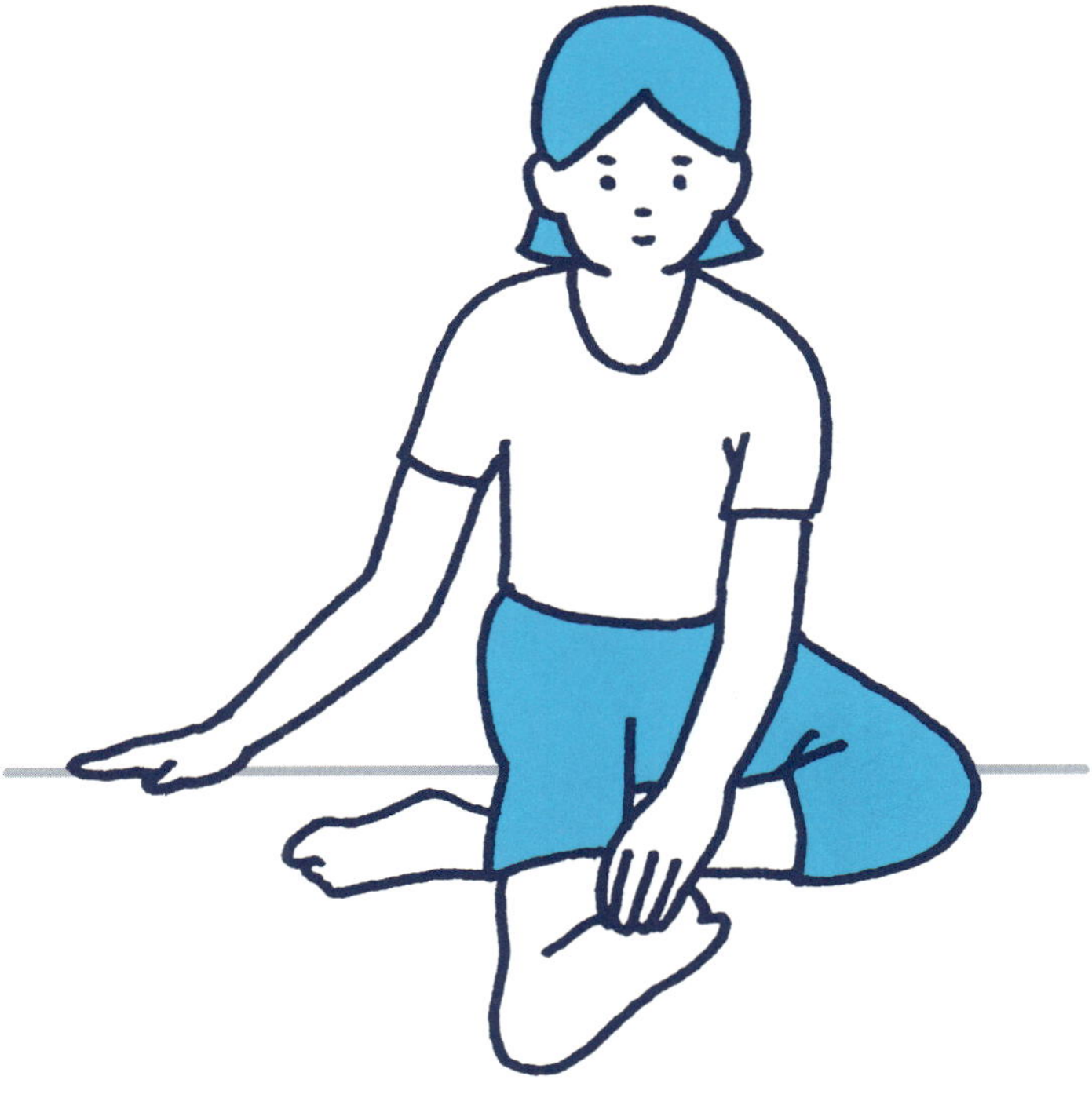

3 ①～②を左脚も行う。

STRETCH

太ももの裏側

ハムストリングス 2

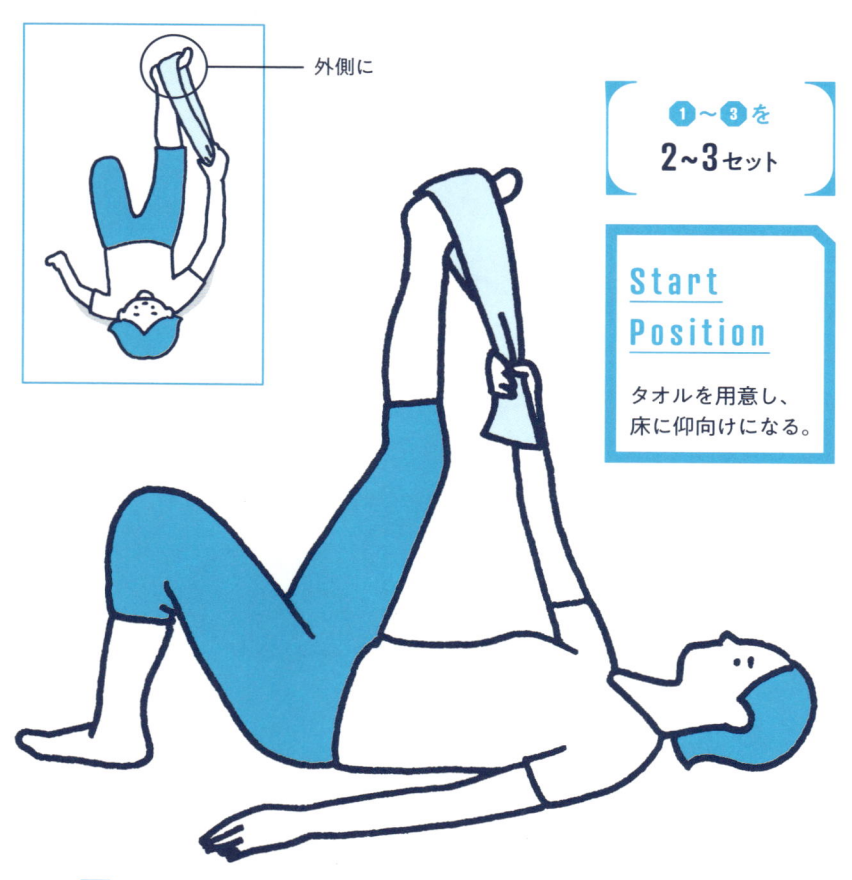

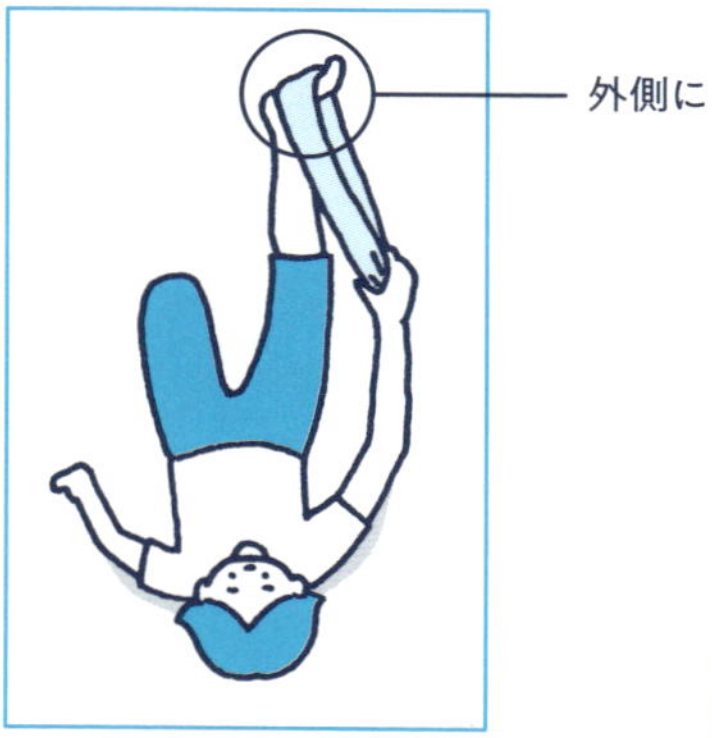

1〜3を
2~3セット

Start Position

タオルを用意し、
床に仰向けになる。

1 タオルを右手に持ち、右足裏にかける。
左脚は膝を立てる。右足先を外側に向けてキープ。

息を吐きながら20〜30秒

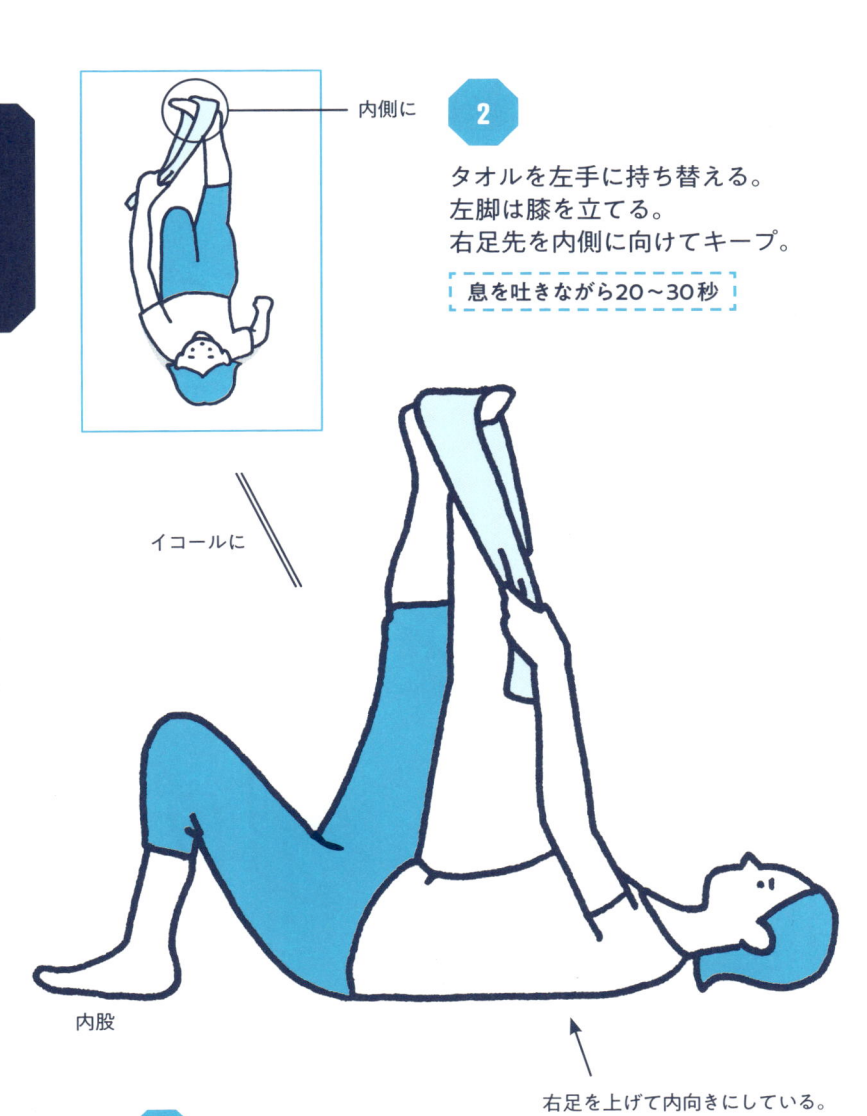

太ももの裏側「ハムストリングス」2

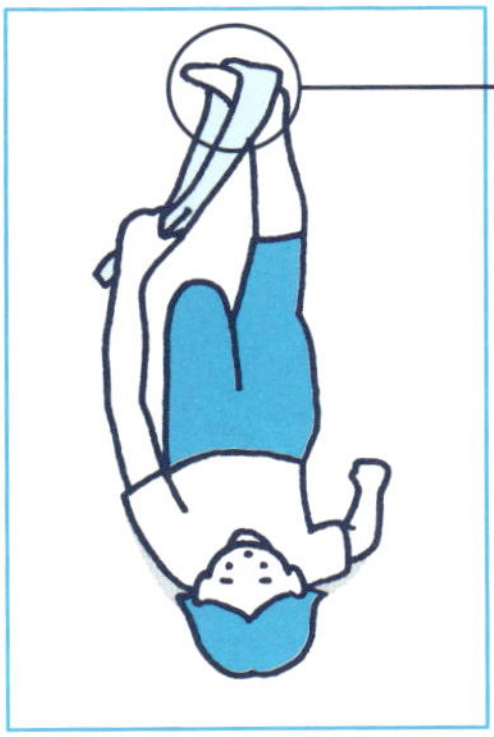
内側に

2

タオルを左手に持ち替える。
左脚は膝を立てる。
右足先を内側に向けてキープ。

息を吐きながら20～30秒

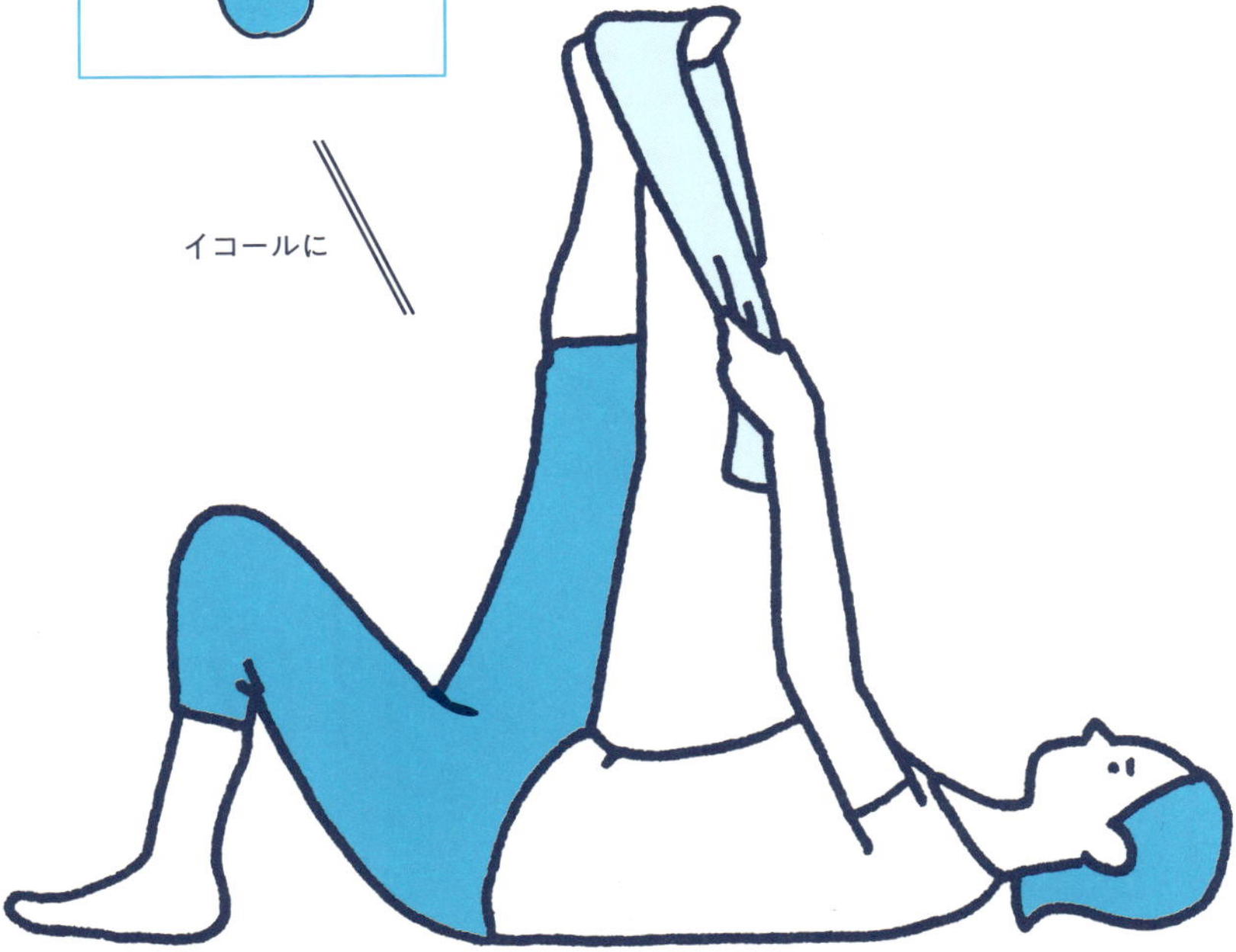
イコールに
内股
右足を上げて内向きにしている。

3

①～②を左脚も行う。

STRETCH

太ももの裏側

ハムストリングス 3

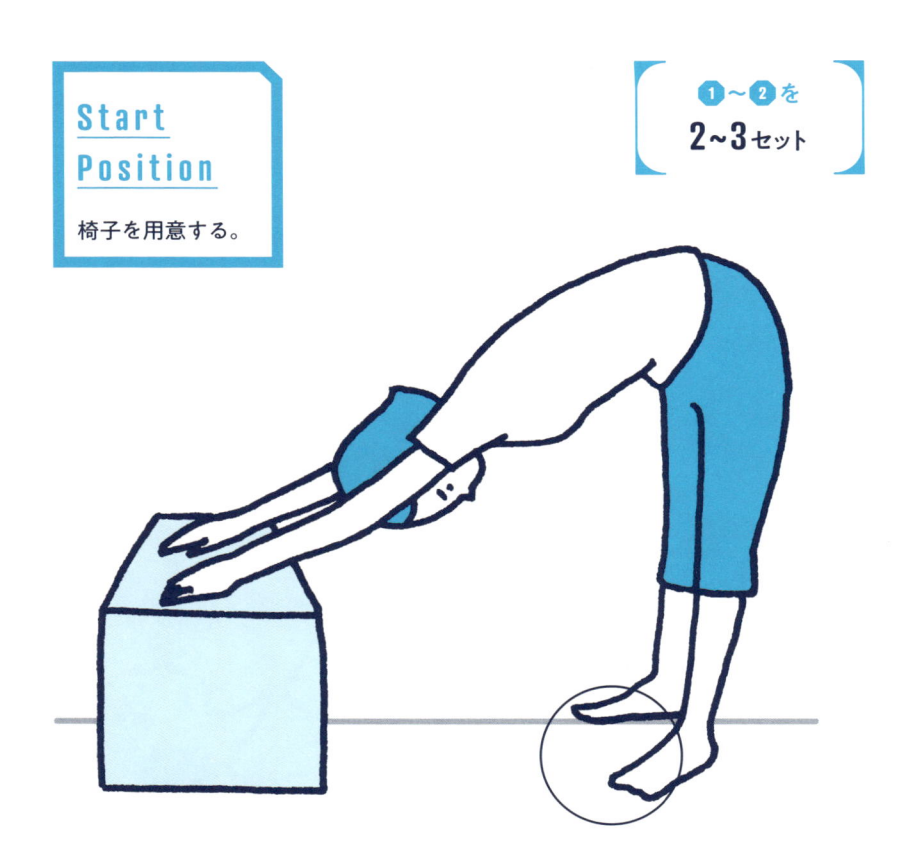

Start Position

椅子を用意する。

1〜2を
2〜3セット

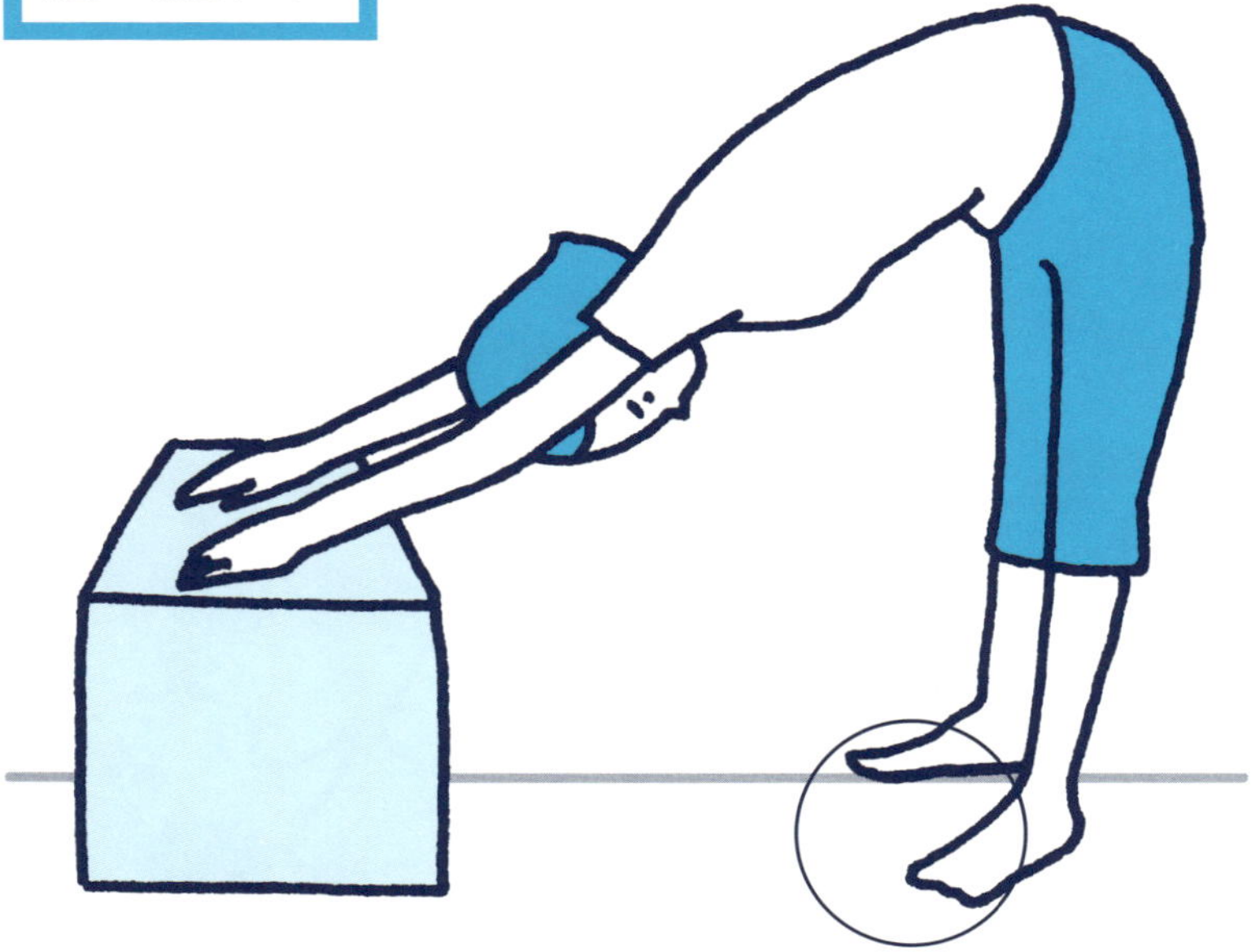

1 両足を外側に向け、椅子の奥に両手を置く。
両腕の中に頭を入れ、両膝、両腕を伸ばしたままキープ。

息を吐きながら20〜30秒

太ももの裏側［ハムストリングス］3

2

両足を内側に向け、椅子の奥に両手を置く。
両腕の中に頭を入れ、両膝、両腕を
伸ばしたままキープ。

息を吐きながら20～30秒

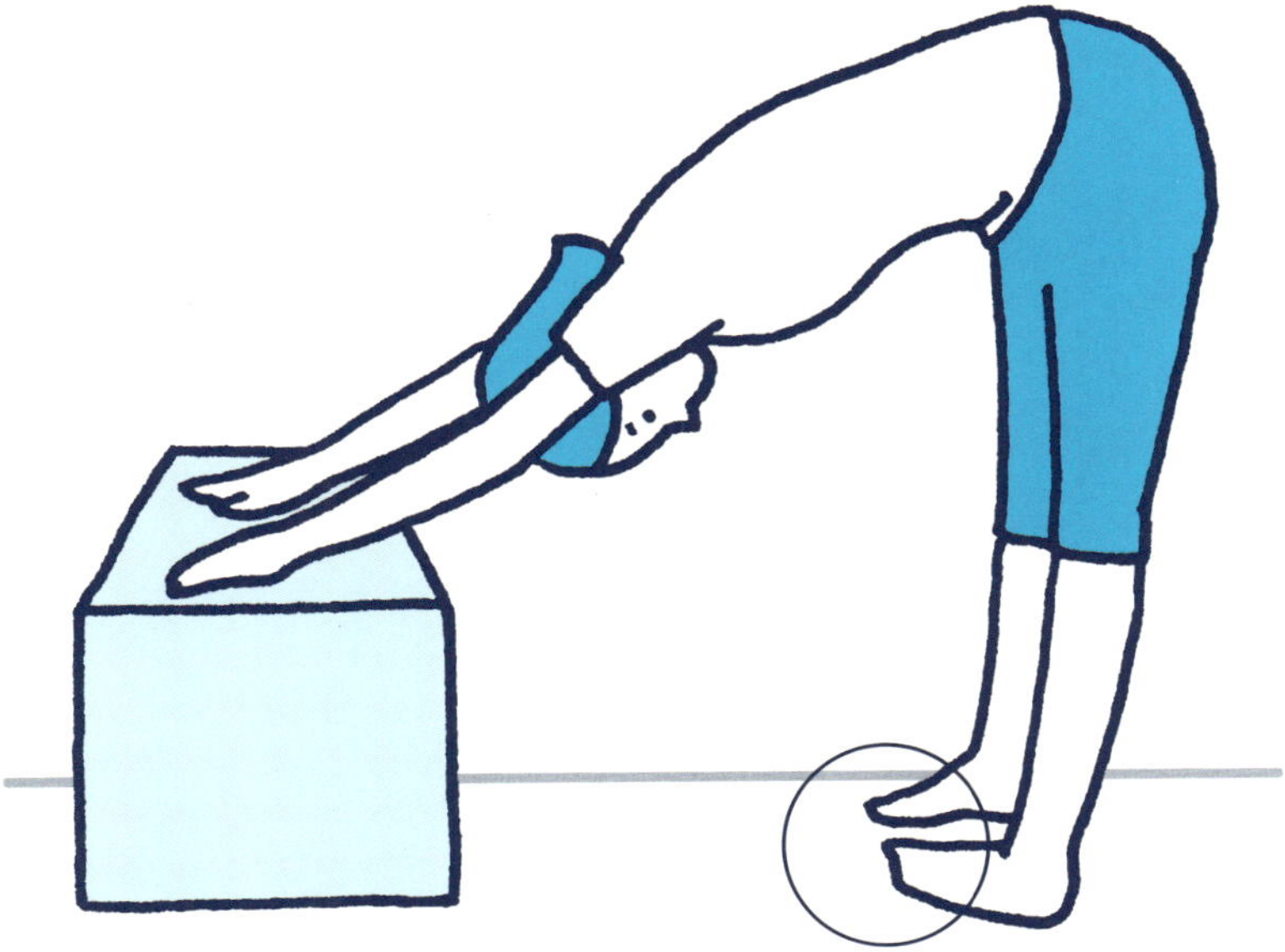

STRETCH

太ももの表側

大腿四頭筋 1

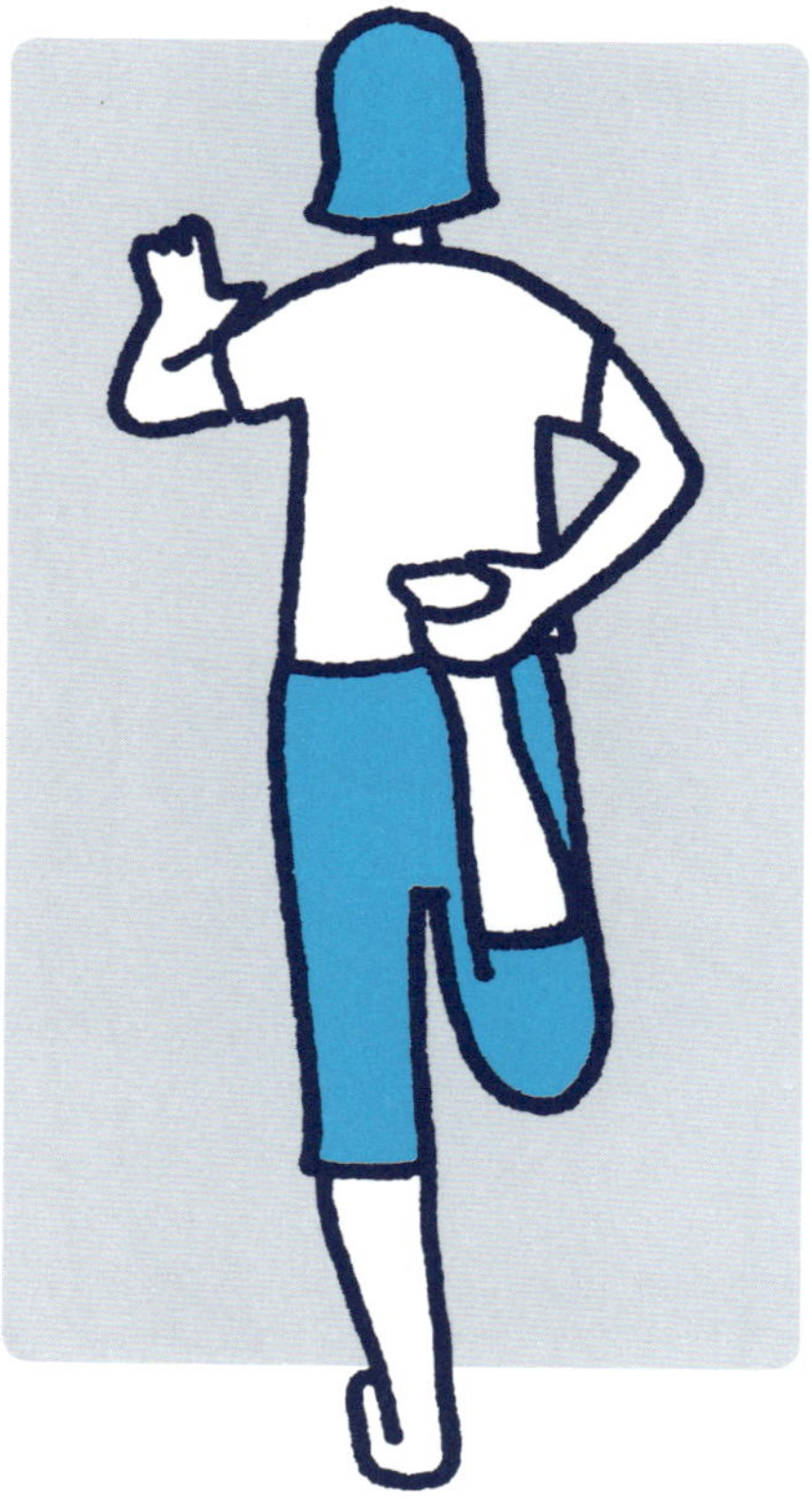

❶〜❹を
2〜3セット

Start Position

壁を前にして立つ。

1 左の手のひらを壁につけたまま、右手で右足先を持ち、かかとをお尻にまっすぐ引き寄せてキープ。

息を吐きながら20〜30秒

太ももの表側［大腿四頭筋］1

2

左の手のひらを壁につけ、
右手で右足先を持つ。
かかとをお尻の横に
引き寄せてキープ。

息を吐きながら20～30秒

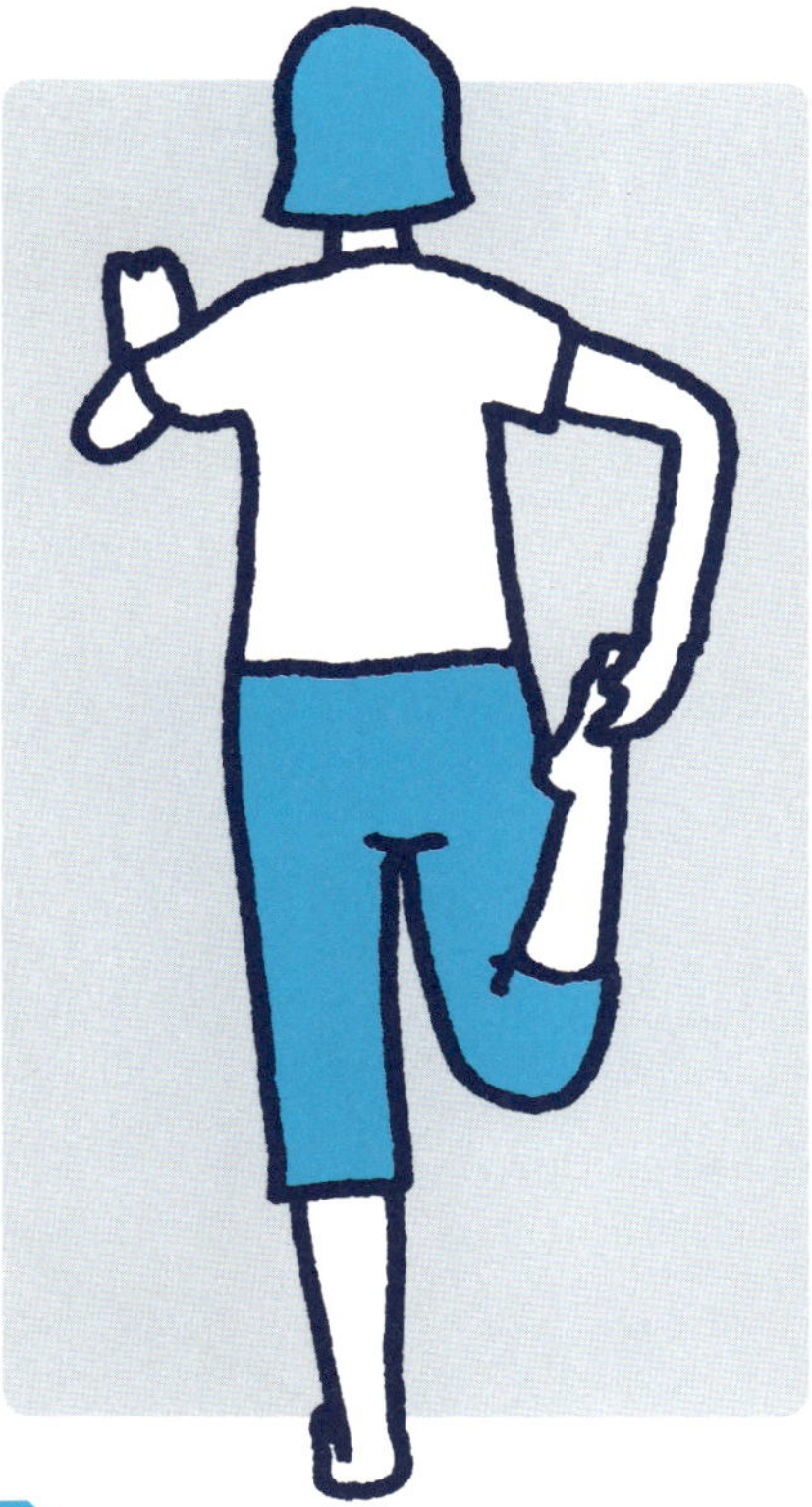

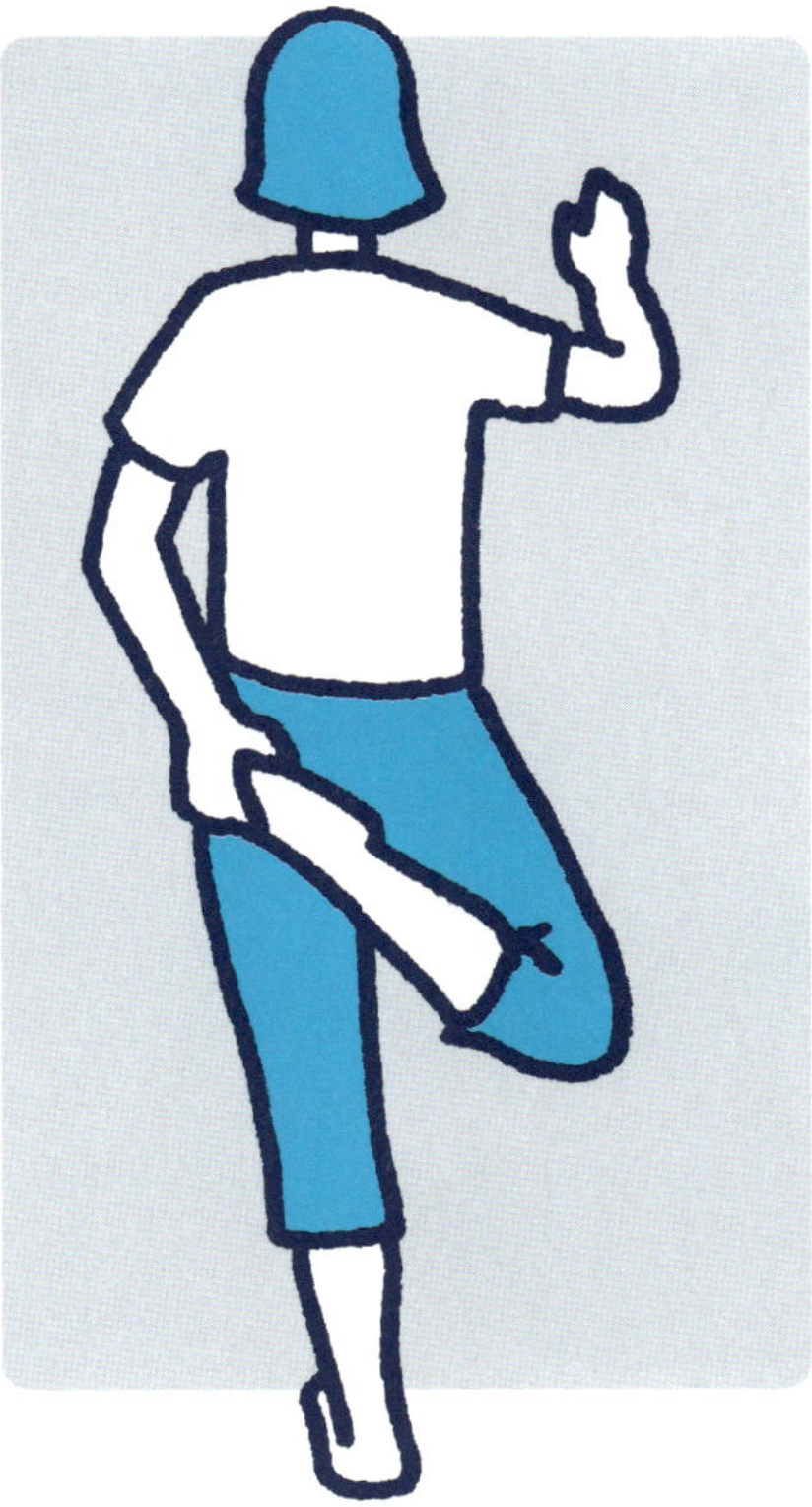

3

右の手のひらを壁につけ、
左手で右足先を持つ。
膝を外側に向け、
かかとをお尻の中心に向かって
引き寄せてキープ。

息を吐きながら20～30秒

4

①～③を左側も行う。

STRETCH

太ももの表側

大腿四頭筋 2

2~3セット

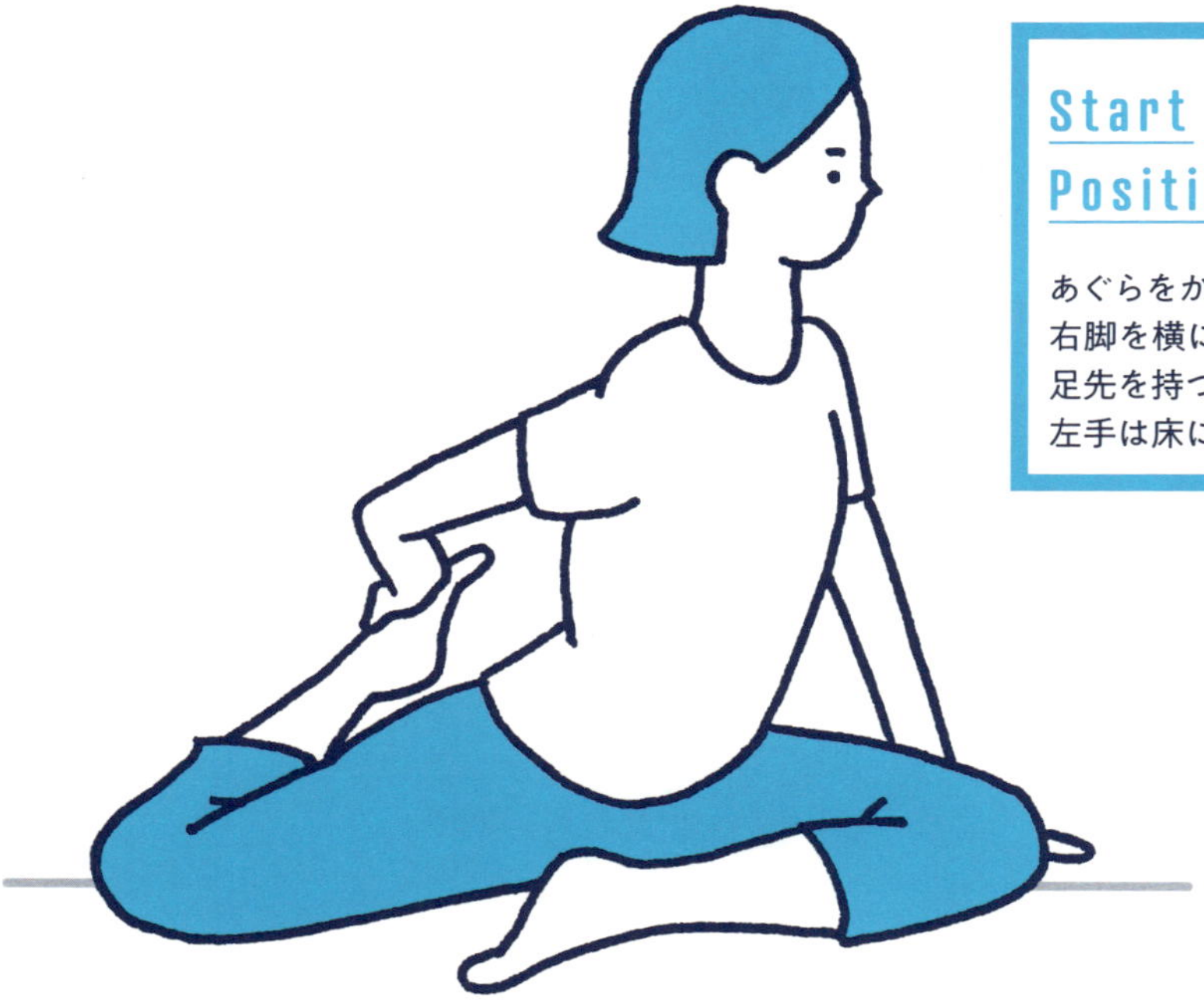

Start Position

あぐらをかく。
右脚を横にくずし、
足先を持つ。
左手は床につける。

1 股関節を開くようにして、かかとをお尻に引き寄せてキープ。

息を吐きながら20～30秒

STRETCH
太ももの表側
大腿四頭筋 3

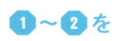

1〜2を
2~3セット

Start Position

床にうつ伏せになる。

1

右手の甲に額をのせ、
左手で右足先を持つ。
体をひねるようにして、
かかとをお尻に引き寄せてキープ。

息を吐きながら20〜30秒

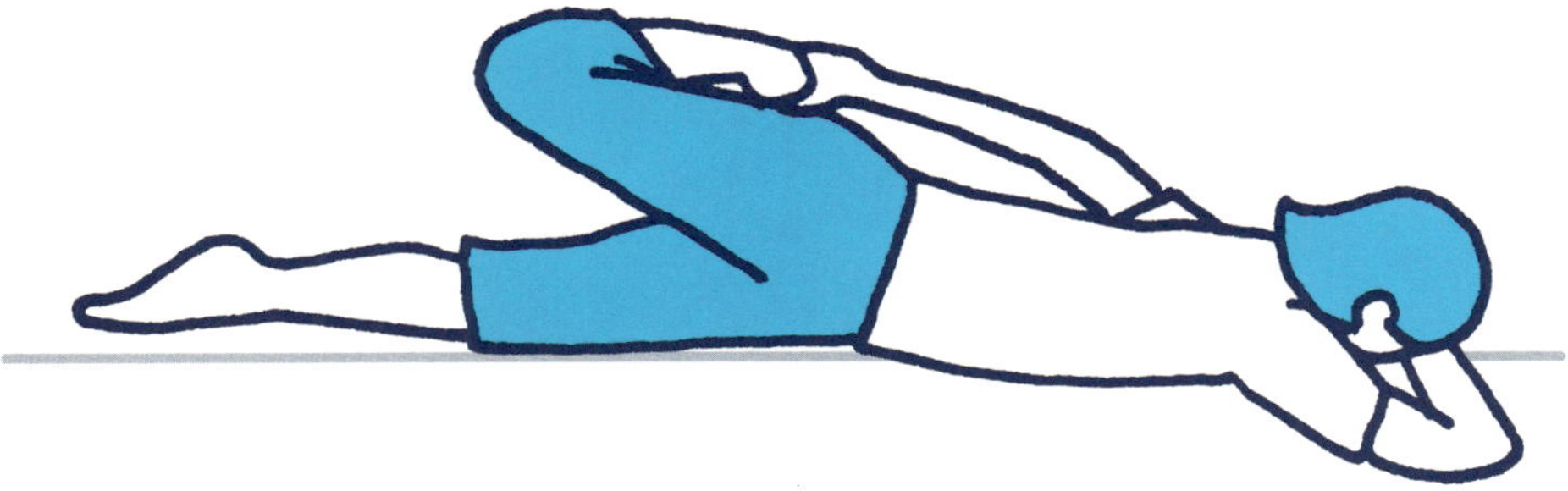

2 ①を左脚も行う。

STRETCH

お尻

大臀筋 1

1～2を
2~3セット

Start Position

床に膝を立てて
座る。両手は
後ろについて、
バランスをとる。

1 左太ももに右足首をのせてキープ。
上体を足に近づけると、さらに伸びる。

息を吐きながら20～30秒

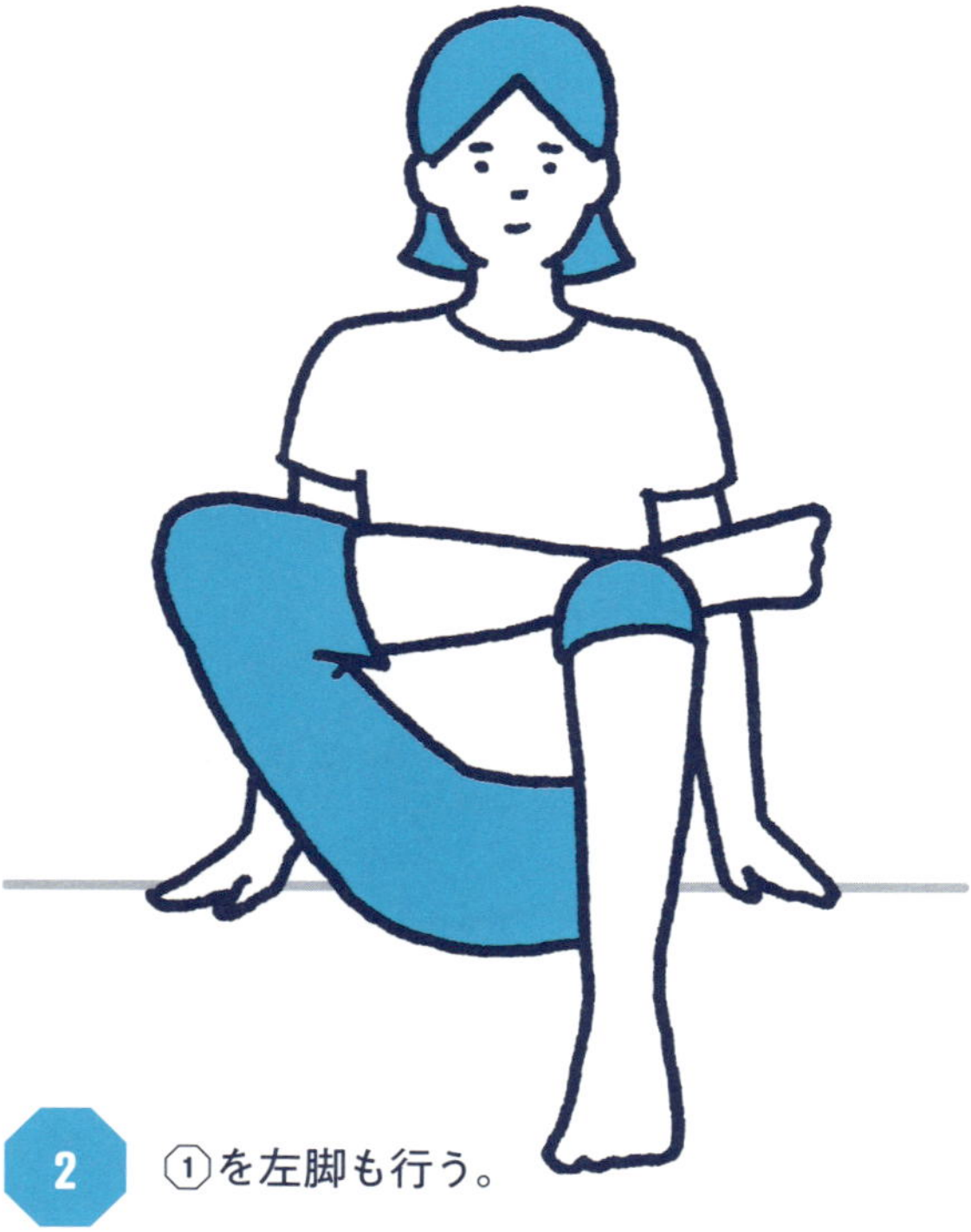

2 ①を左脚も行う。

STRETCH

お尻

大臀筋 2

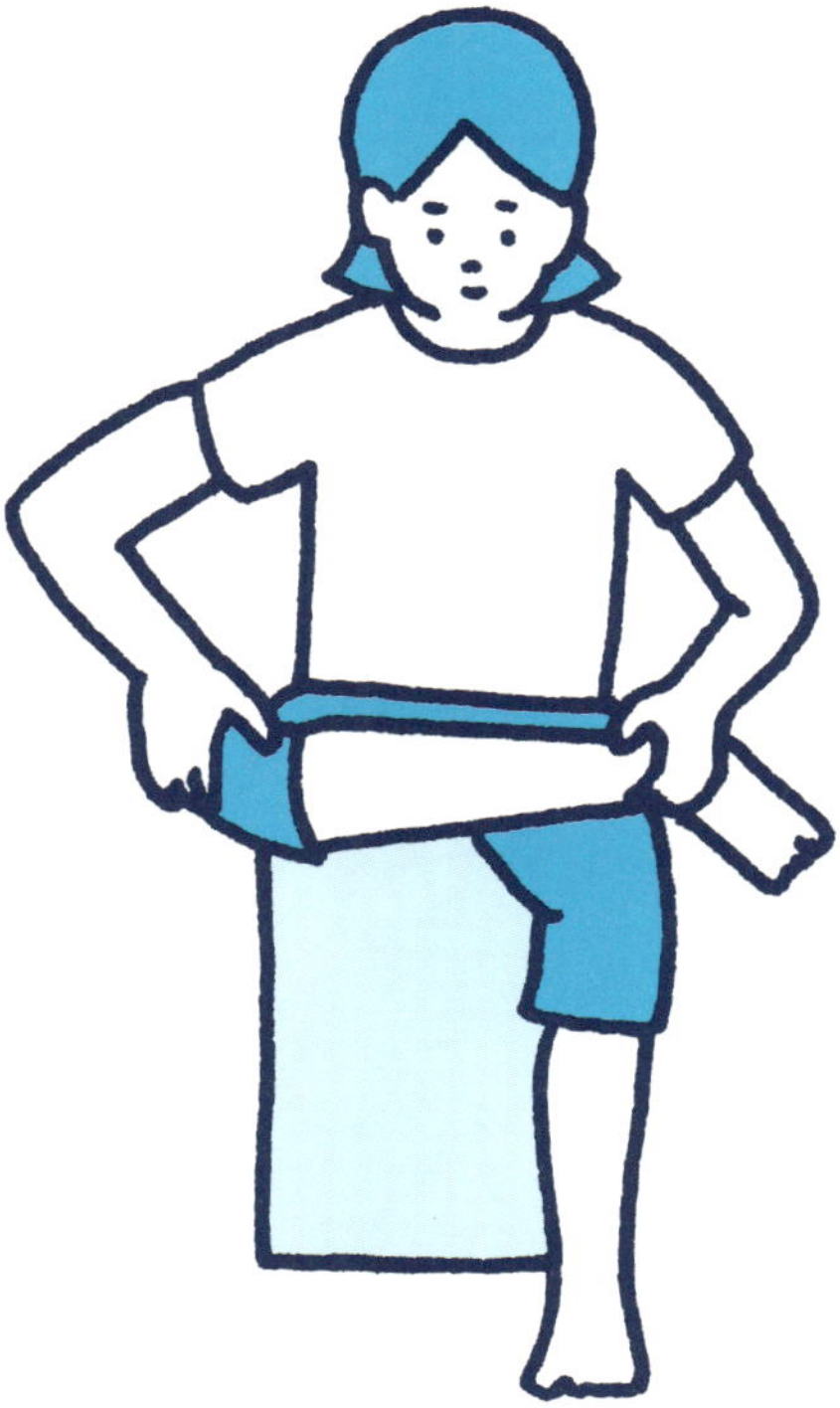

1～2を
2~3セット

Start Position

椅子を準備して、
浅く座る。

1

左太ももの上に
右足首をのせる。
背すじは伸ばしながら、
体を前にたおす。

息を吐きながら20～30秒

2

①を左脚も行う。

STRETCH

お尻

大臀筋 3

❶~❷を
2~3セット

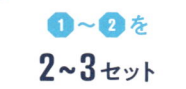

Start Position

床に仰向けになる。
両膝を立てる。

1 左太ももの上に右足首をのせる。
両手で左太ももの裏を持ち、
引き寄せてキープ。

息を吐きながら20~30秒

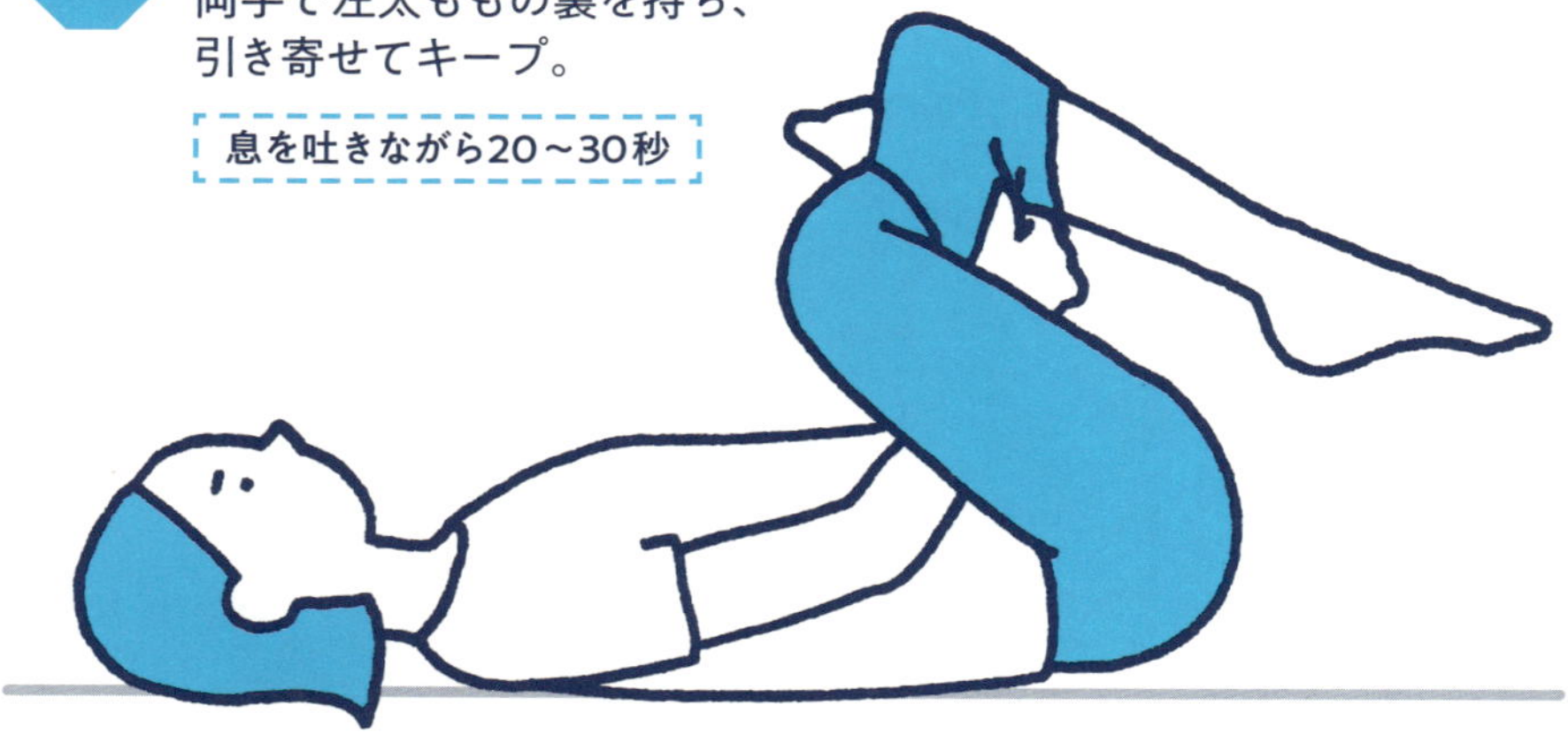

2 ①を左脚も行う。

STRETCH
太ももの内側
股関節内転筋群 1

1 左右の足裏をつけ、
体を少し前にたおしてキープ。

息を吐きながら20～30秒

2~3セット

Start Position
床にあぐらをかく。

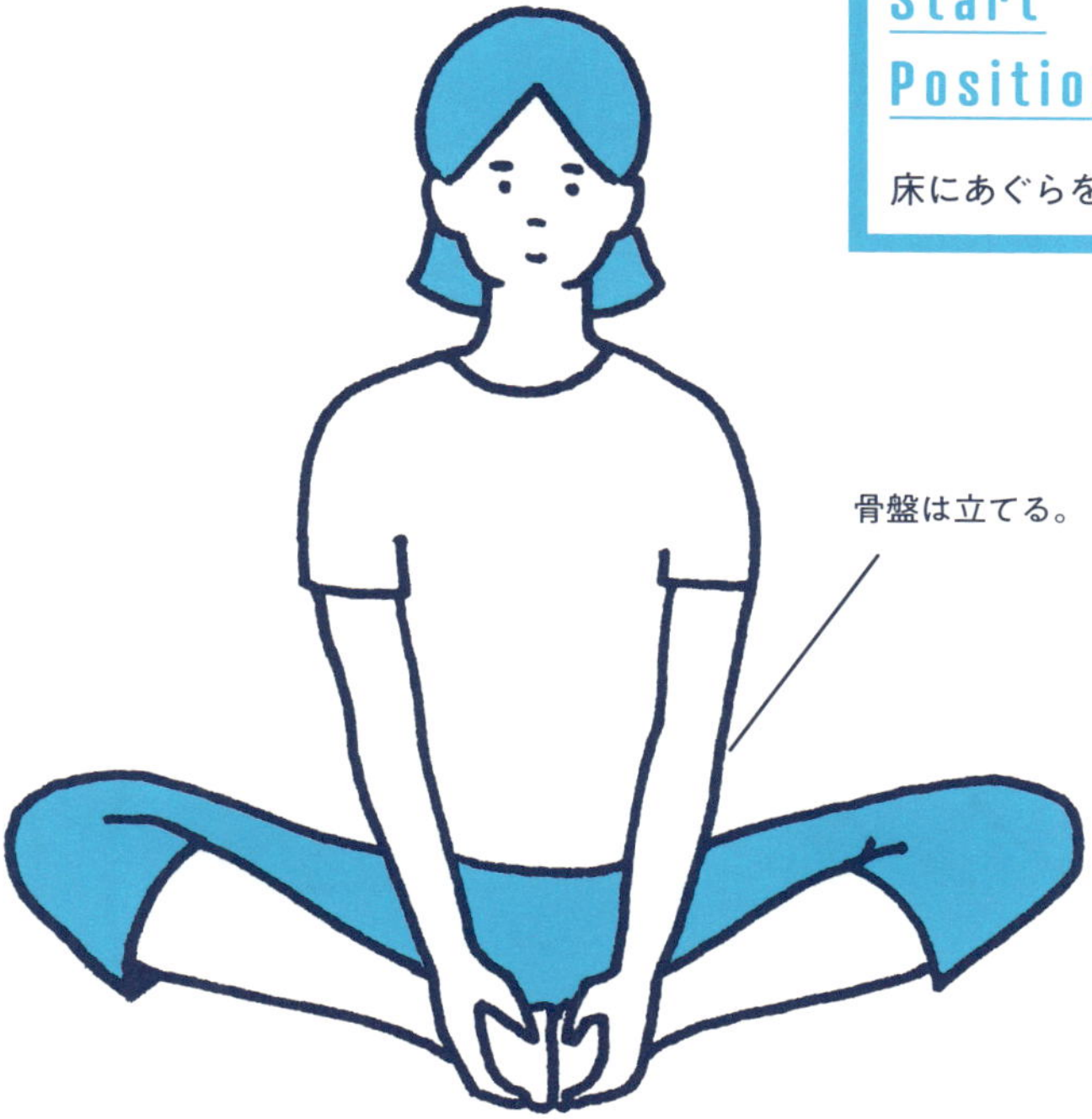

STRETCH

太ももの内側

股関節内転筋群 2

❶〜❷を
2~3セット

Start Position

椅子を準備して
座る。両手を
左脚に置く。

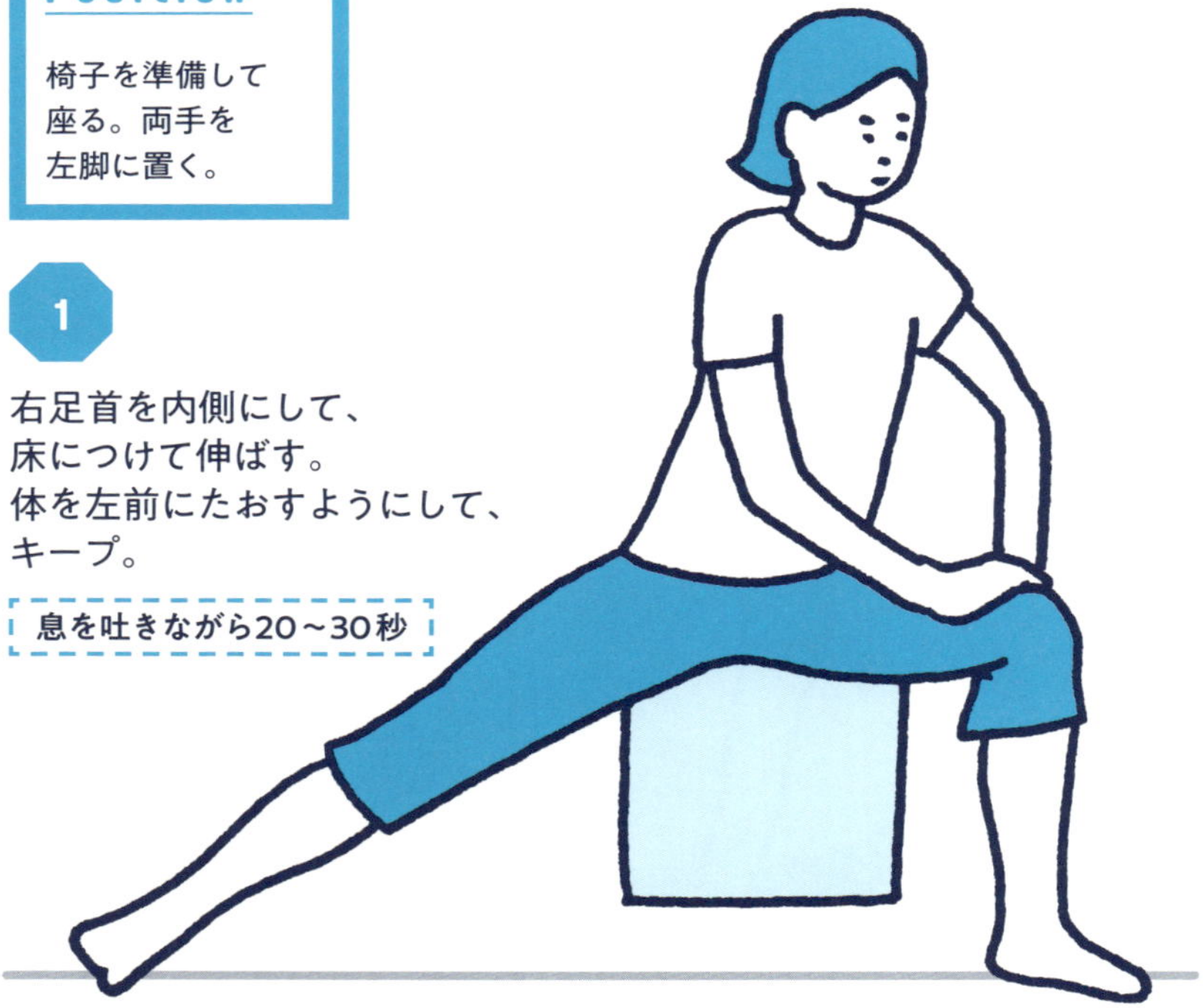

1

右足首を内側にして、
床につけて伸ばす。
体を左前にたおすようにして、
キープ。

息を吐きながら20〜30秒

2

①を左側も行う。

STRETCH

太ももの内側

股関節内転筋群 3

❶〜❷を
2〜3セット

Start Position

タオルを準備する。
床に仰向けになる。

1

右足裏にタオルをかけ、
右手で上に引き上げるようにして
伸ばす。

息を吐きながら20〜30秒

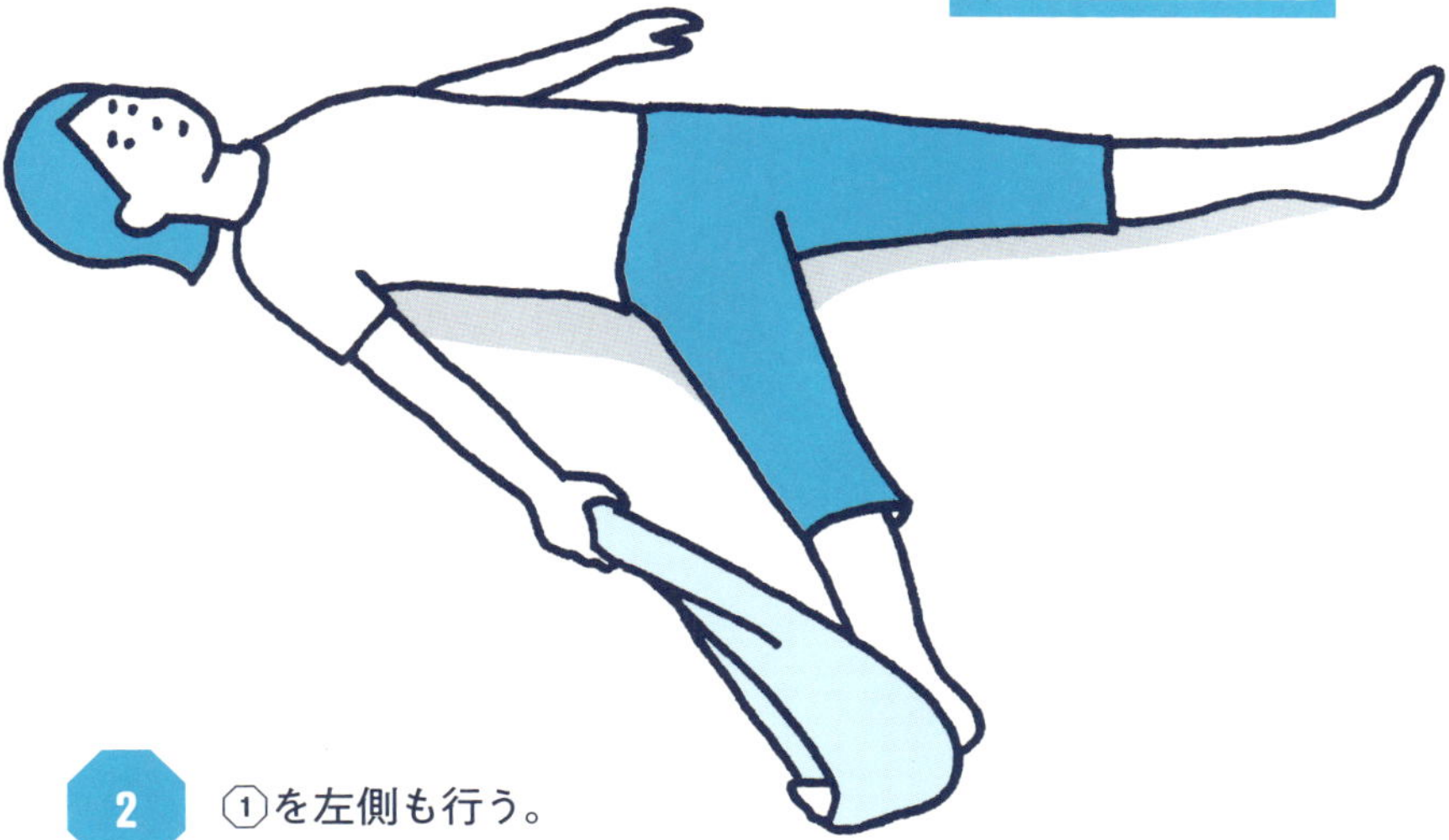

2 ①を左側も行う。

STRETCH

骨盤の横

股関節外転筋群―中臀筋 ①

1 右手を後ろに置き、
右膝を立てて左脚にかける。
左肘で右膝を押すようにして、
体をひねる。

息を吐きながら20～30秒

1～2を
2～3セット

Start Position

床に脚を
伸ばして座る。

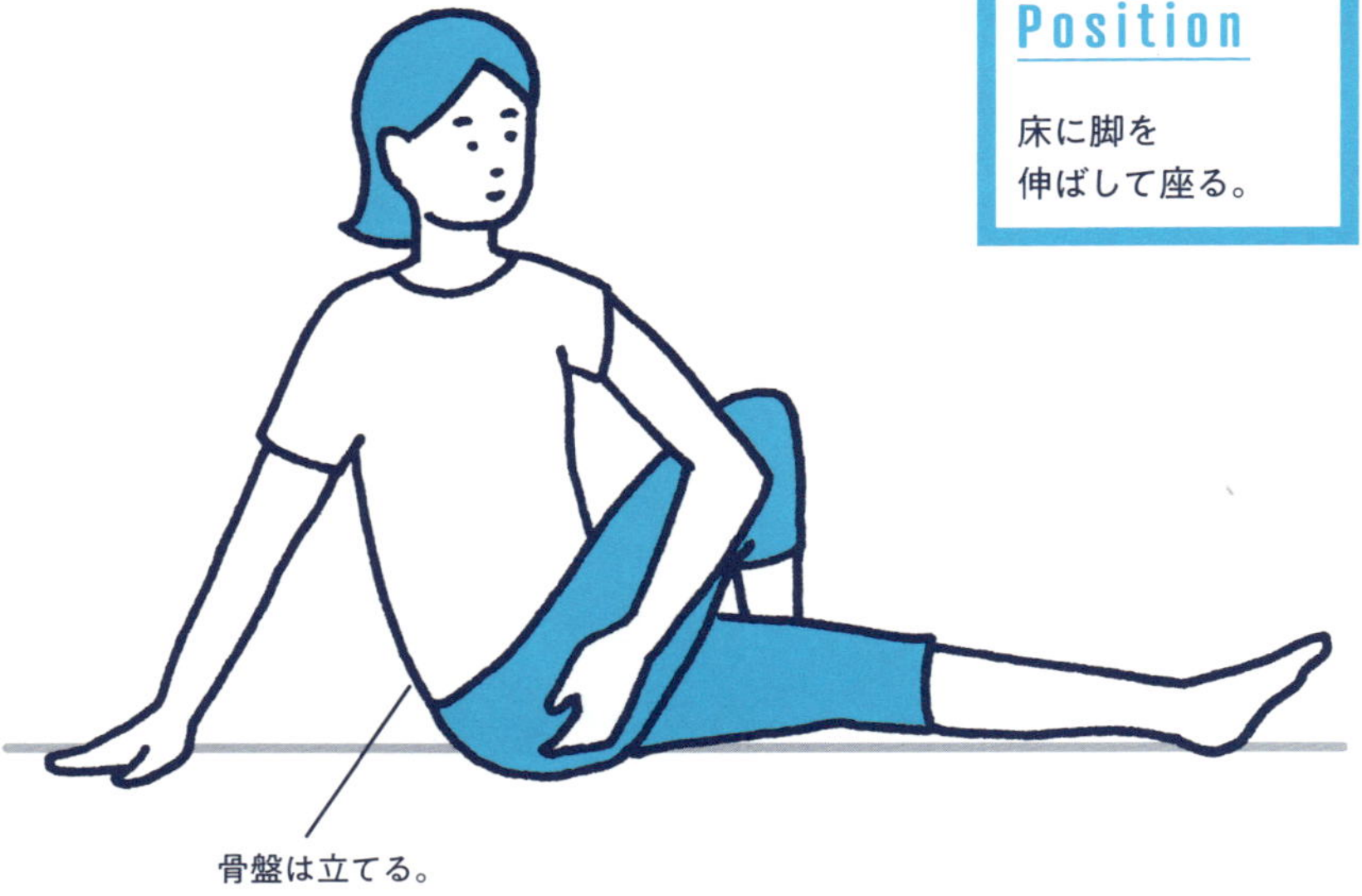

2 ①を左側も行う。

STRETCH

骨盤の横

股関節外転筋群―中臀筋 2

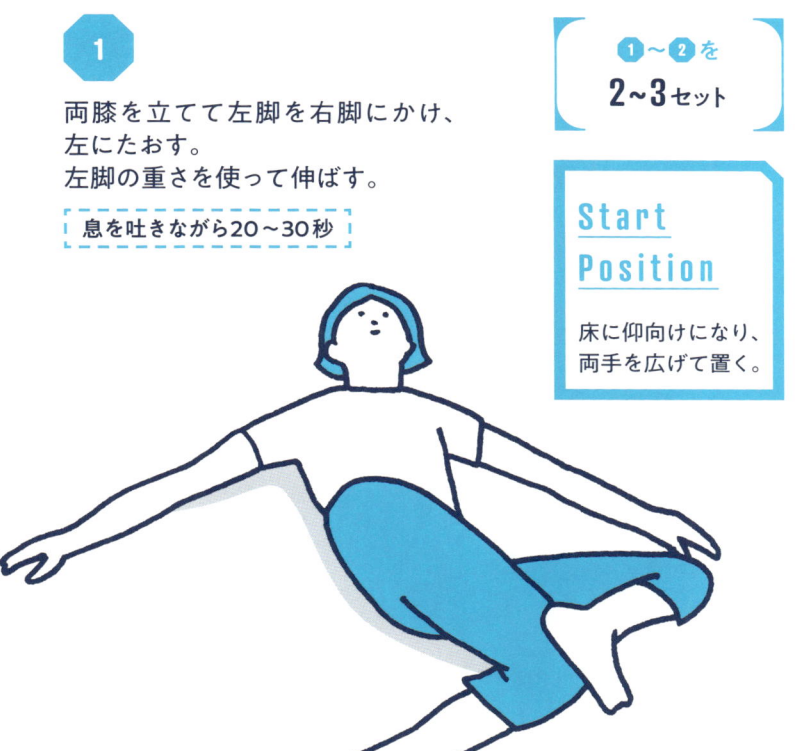

1

両膝を立てて左脚を右脚にかけ、
左にたおす。
左脚の重さを使って伸ばす。

息を吐きながら20～30秒

1～2を
2~3セット

Start Position

床に仰向けになり、
両手を広げて置く。

2 ①を左側も行う。

STRETCH

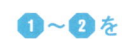

骨盤の横

股関節外転筋群―中臀筋 3

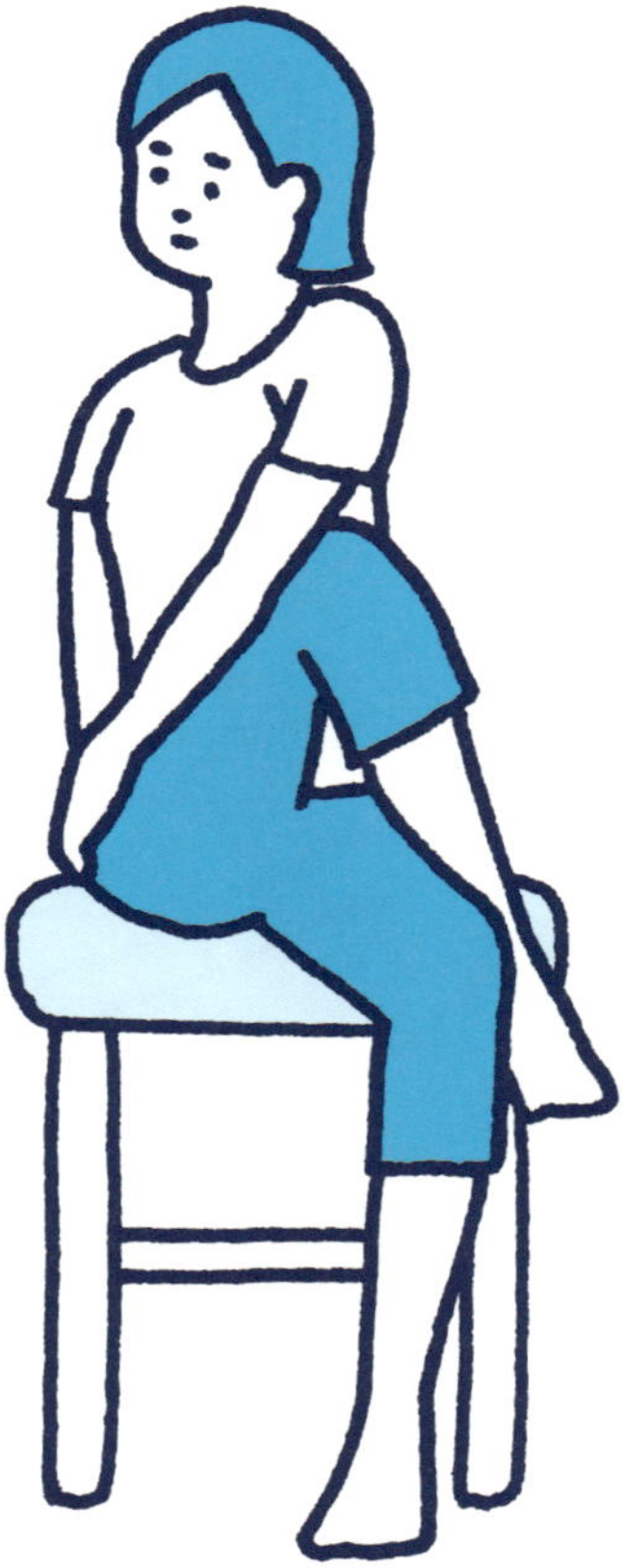

❶～❷を
2~3セット

Start Position

椅子を準備する。
椅子に座り、右脚を左脚にかける。
右脚のかかとは座面につける。

1

左肘で右膝を押すようにして、体を右にひねる。

息を吐きながら20～30秒

2

①を左側も行う。

STRETCH

ふくらはぎ

下腿三頭筋―腓腹筋 ①

1 右足のつま先を外側に向ける。
かかとを床につけたまま、
両手で壁を押すようにしてキープ。

息を吐きながら20～30秒

1～3を
2~3セット

Start Position

壁に向かって立つ。
両手のひらを壁に
つけ、左脚を前、
右脚を後ろにして
開く。

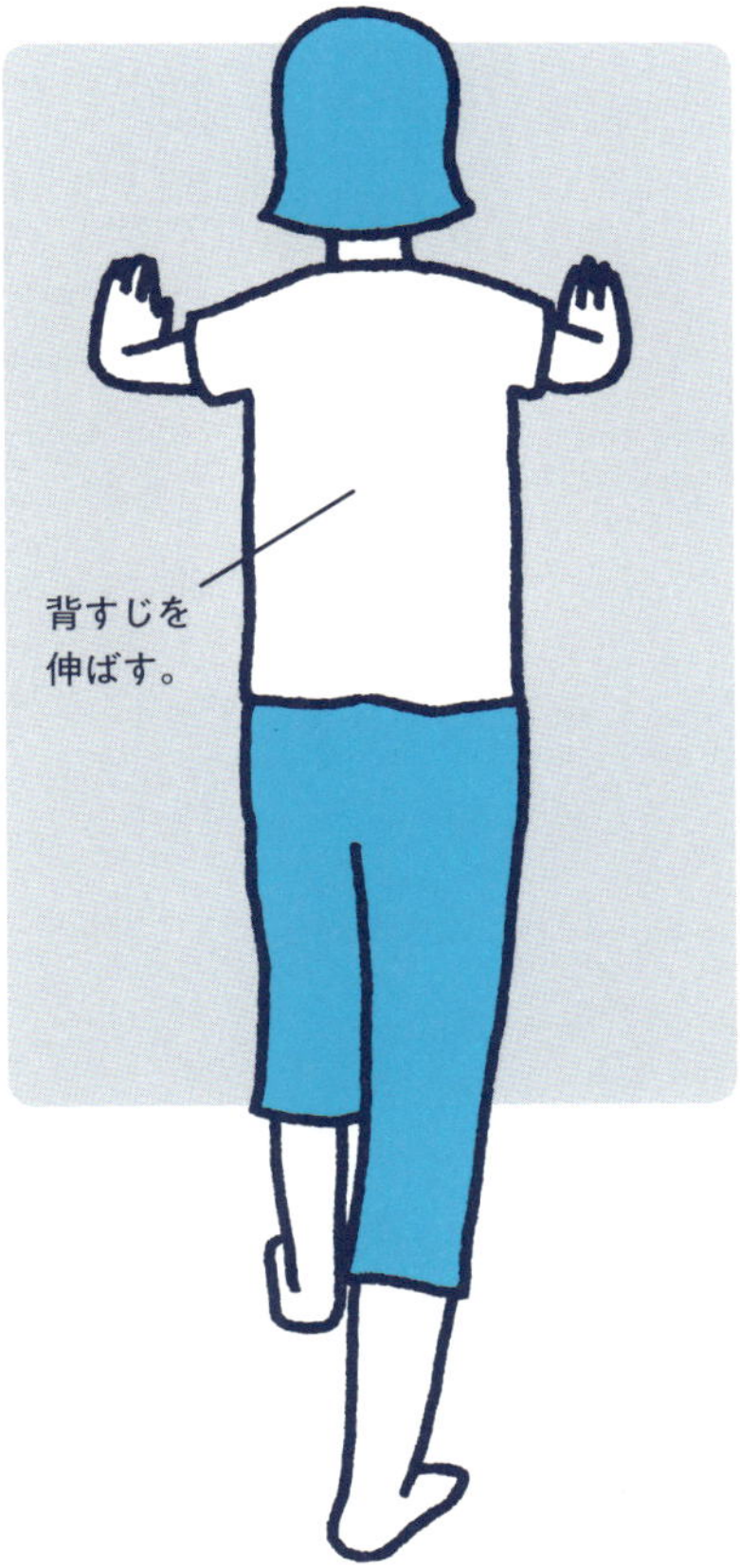

2 右足のつま先を
内側に向ける。
かかとを床につけたまま、
両手で壁を押すように
してキープ。

息を吐きながら20～30秒

3 脚の前後を反対にして、
①②を左側も行う。

STRETCH

ふくらはぎ

下腿三頭筋—腓腹筋 2

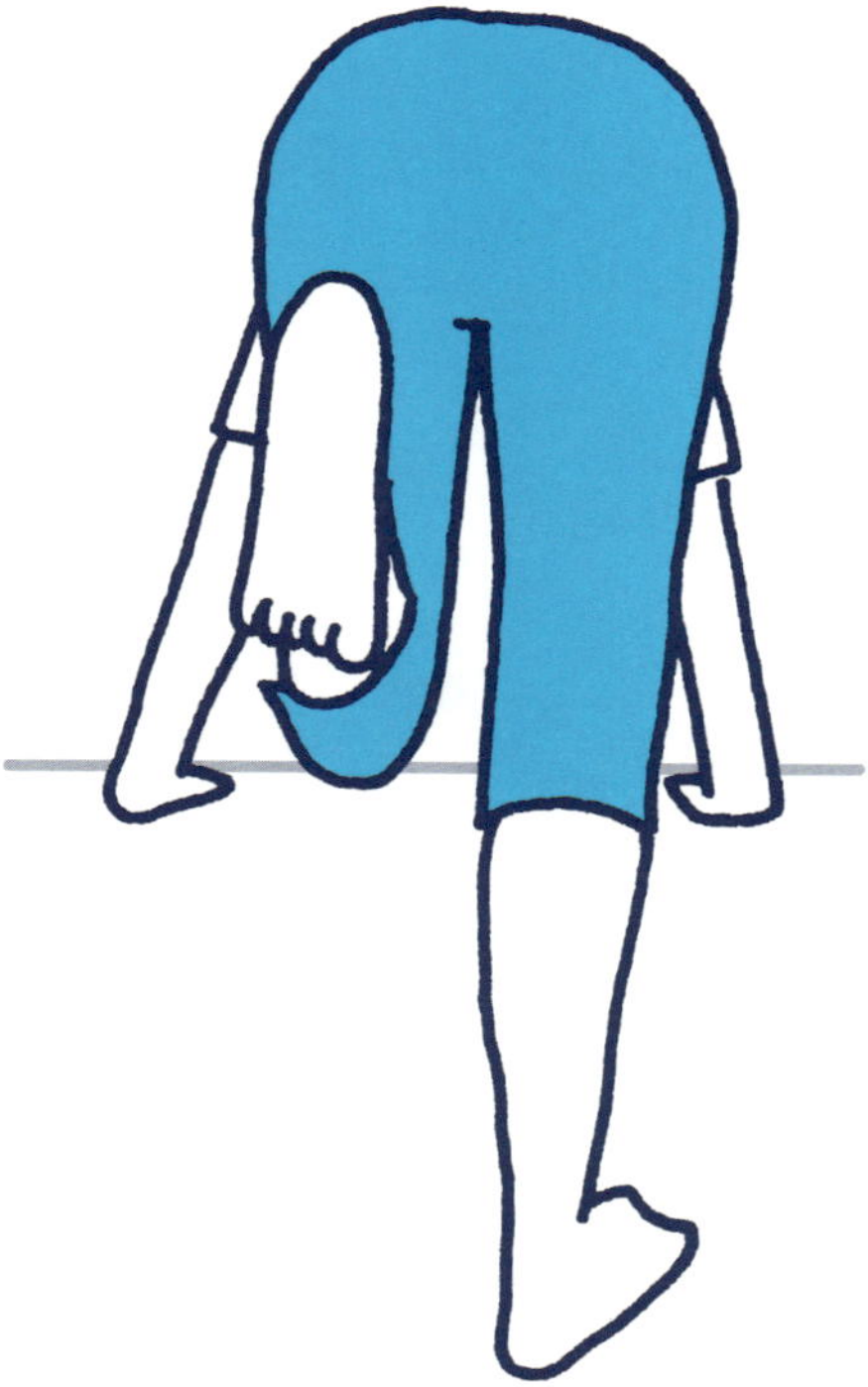

❶〜❸を
2〜3セット

Start Position

床に膝立ちする。

1

両手を床につき、腰を高く
上げる。左膝を軽く曲げ、
右足のつま先を外側に向ける。
かかとをしっかり床につき、
膝を伸ばしてキープ。

息を吐きながら20〜30秒

2 右足のつま先を内側に向ける。かかとをしっかり床につき、膝を伸ばしてキープ。息を吐きながら 20 〜 30 秒。

3 ①②を左側も行う。

STRETCH

ふくらはぎ

下腿三頭筋―腓腹筋 3

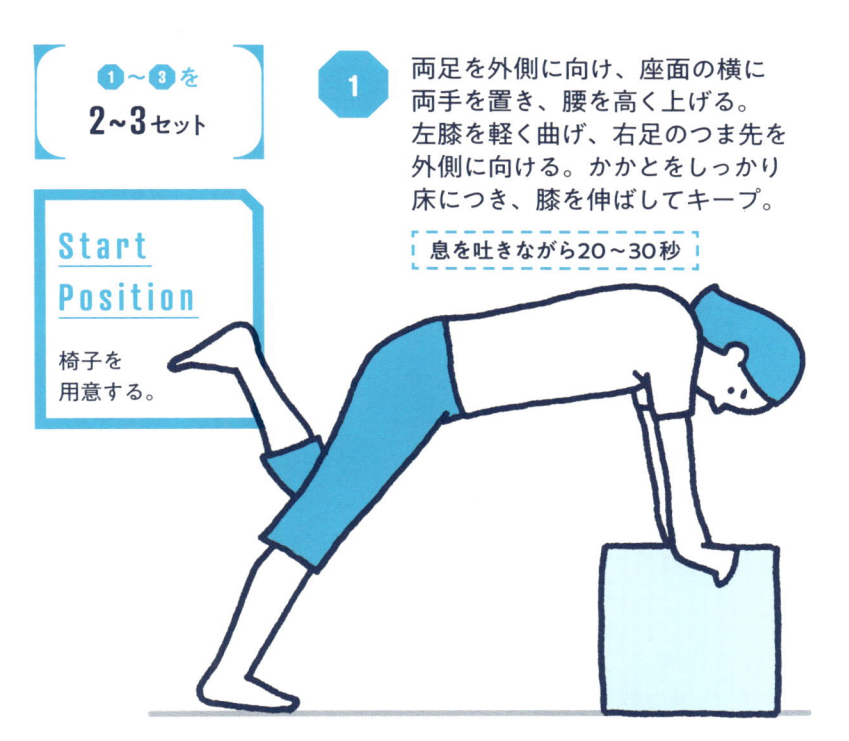

1～3を
2~3セット

Start Position

椅子を
用意する。

1 両足を外側に向け、座面の横に両手を置き、腰を高く上げる。左膝を軽く曲げ、右足のつま先を外側に向ける。かかとをしっかり床につき、膝を伸ばしてキープ。

息を吐きながら20～30秒

2 右足のつま先を内側に向ける。かかとをしっかり床につき、膝を伸ばしてキープ。

息を吐きながら20～30秒

3 ①②を左側も行う。

STRETCH

背中

広背筋 ①

1 お尻を右におろし、タオルを
ピンと張ったまま両腕を左斜め前へ
たおしてキープ。

息を吐きながら20～30秒

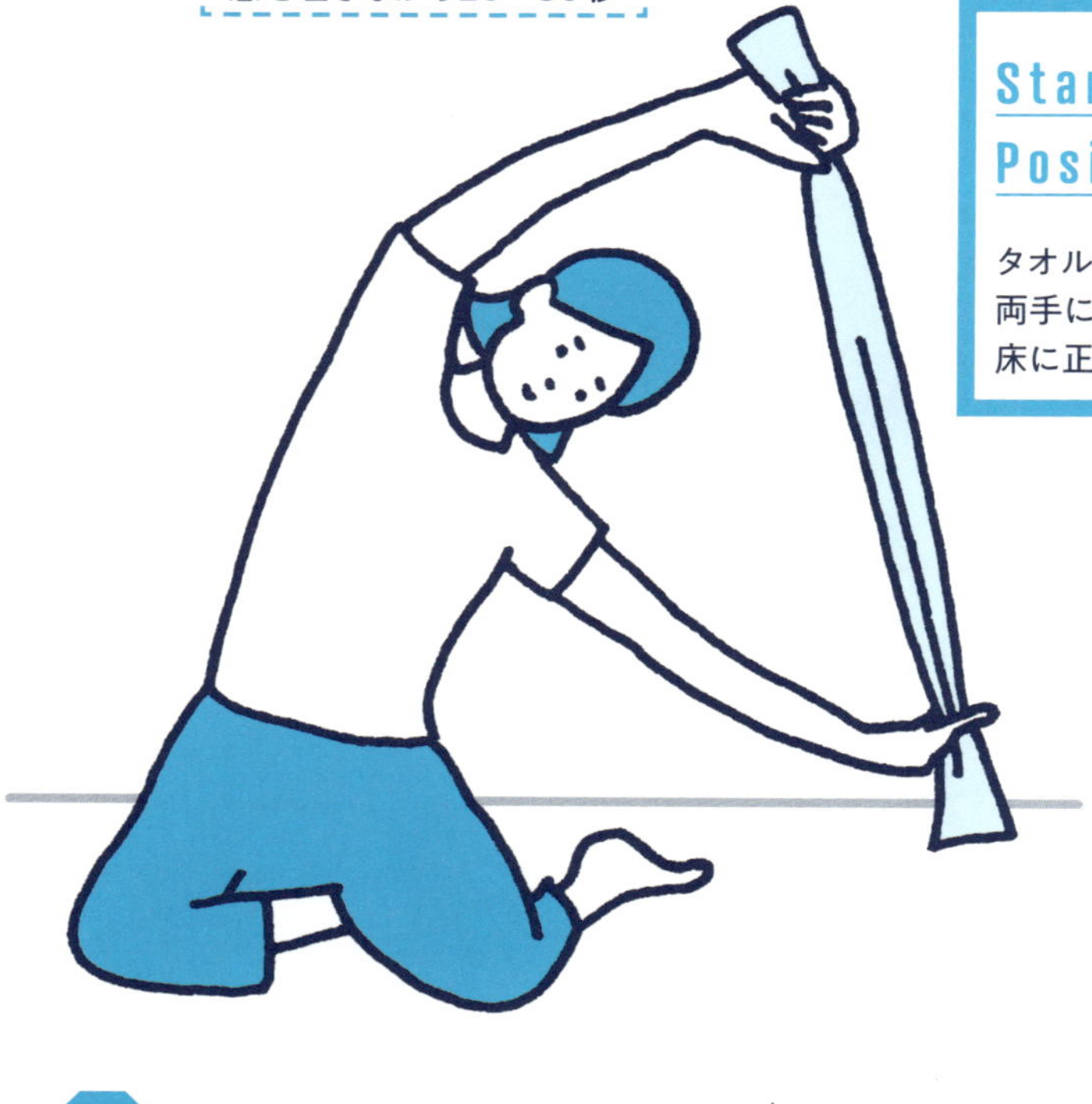

2 ①を左側も行う。

❶～❷を
2~3セット

Start Position

タオルを準備し、
両手に持つ。
床に正座する。

STRETCH

背中

広背筋 ②

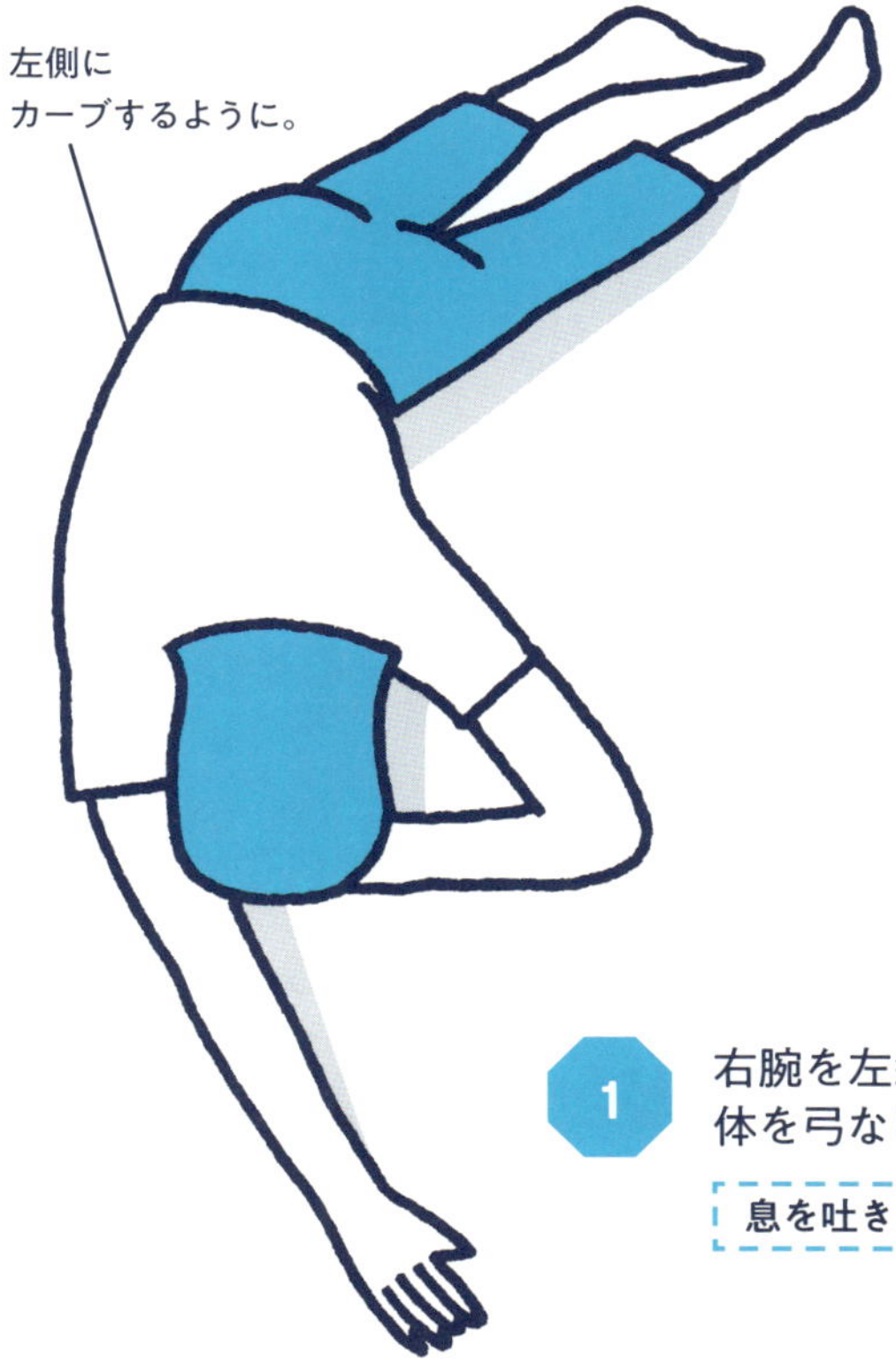

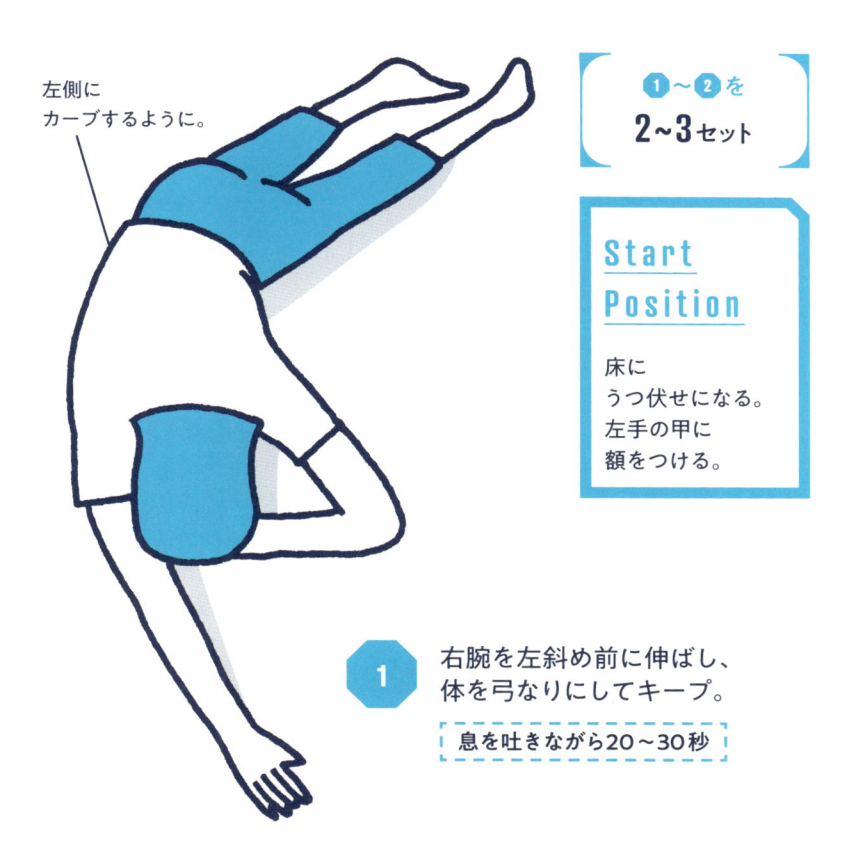

❶～❷を
2~3セット

Start Position

床に
うつ伏せになる。
左手の甲に
額をつける。

1 右腕を左斜め前に伸ばし、体を弓なりにしてキープ。

息を吐きながら20～30秒

2 ①を左側も行う。

STRETCH

背中

広背筋 3

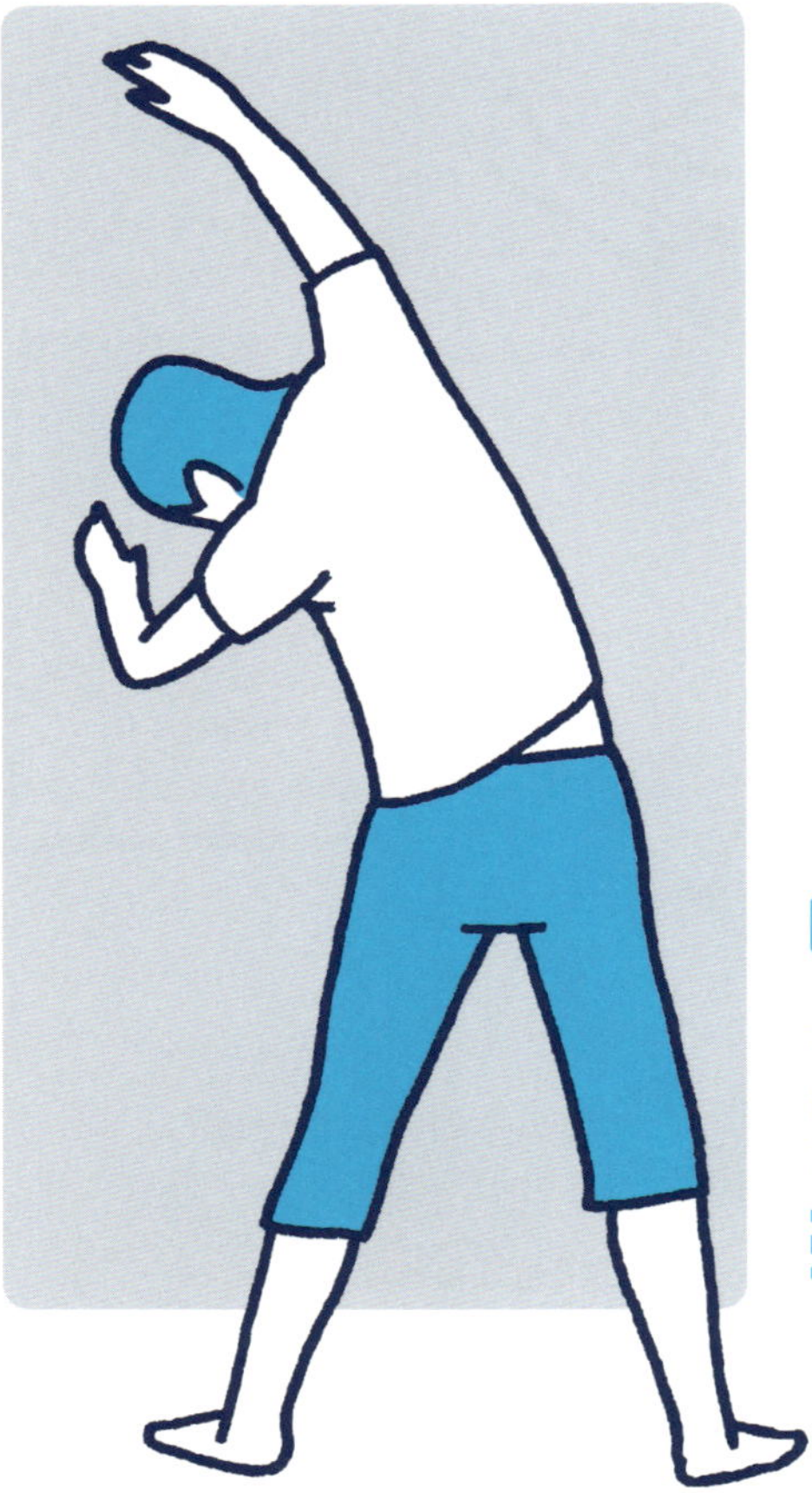

❶～❷を
2~3セット

Start Position

壁の前に両脚を
開いて立つ。
壁に両手をつける。

1

右腕を一番上まで伸ばし、
体を左斜め前に
たおして壁を押す。

息を吐きながら20～30秒

2

①を左側も行う。

Life Style 4

普段の履き物を再チェックする

人間は本来、裸足でまっすぐに立った状態のときが、からだのどこにも過度な負担がかかっていません。本来の骨の並びが保たれており、決められた可動範囲のなかで適度に動いている分にはケガや痛みが起きることもありません。からだになんらかのトラブルが起きるのは、その可動範囲を超えているからなのです。

そういう意味で、ハイヒールを履いている状態というのは、強制的に本来の骨の並びを崩してしまうことになります。ヒールを履くと、かかとが上がってつま先立ちの状態になるので、自然と前傾姿勢になりますが、歩行時にはからだを起こして歩きます。腰の湾曲《わんきょく》が過剰になってしまい、この段階で本来の骨の並びではなくなってしまっています。しかも、かかとが上がっている状態なので、足の運びも変わり、骨盤から背骨にかけての骨の並びが崩れてしまいます。この状態で、長時間立ったり歩いたりしていると、足腰が痛くなるのは当然です。できるだけ履く時間を短くするよう工夫してみてください。

こうした「**かかとから着地をして足の裏全体が床に着き、そして足関節が屈曲から伸展し、つま先から蹴り出す**」という、この一連の動作ができない靴は意外とあるものです。スリッパはその最たるもので、家のなかをパタパタと歩き回っていると、その蹴り出しのない歩き方がクセになってしまいます。ソール

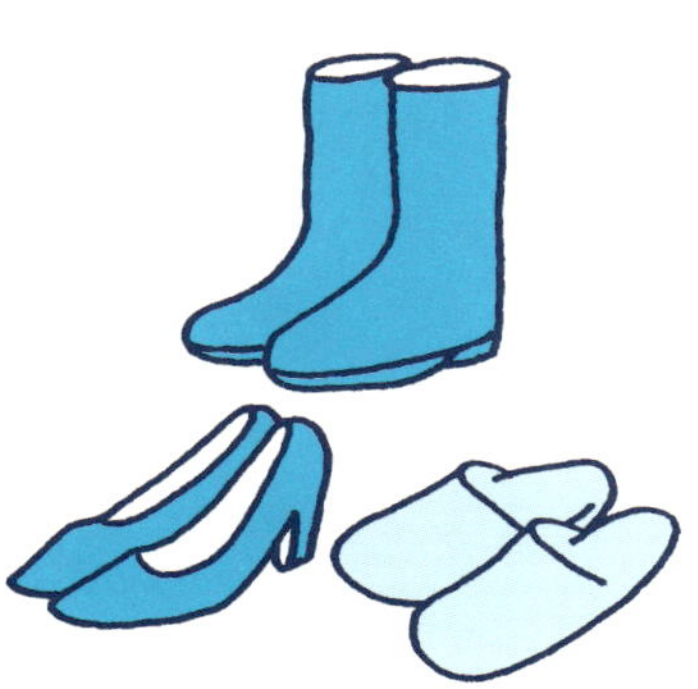

が分厚い靴も、足の骨が曲がらず正しい歩行の妨げになります。また、形状によりますが、ブーツも足首の動きが抑制されるので、長時間履くのはおすすめしません。おしゃれなゴム製の長靴もかかとを上げた瞬間に、かかとがずるっと下がって、靴と足のかかと部分の間にすきまができてしまいます。すると、足の骨を曲げながら蹴り出す動作がしにくくなります。

正しい靴を選ぶと、足への過度な負担がなく歩きやすいので、たくさん歩けます。些《さ》細《さい》なことのように思うかもしれませんが、1日の消費カロリーもかなり違ってくるでしょう。

筋肉がもっともはたらく時間帯

「何時に運動するのがもっとも効果的？」

私が受ける質問のなかで、5本の指に入るぐらい多い質問です。**運動生理学的には、午後4時～6時の間にもっともパフォーマンスが上がるといわれています。**この時間帯は、交感神経と副交感神経の入れ替わるタイミング。朝起きて、日中活動している間は交感神経が優位なのですが、夕方になると、徐々に副交感神経が活発になり始めます。

交感神経もあって体温が高く保たれ、過度な緊張もないことから、筋肉を動かすのにもっとも適した状

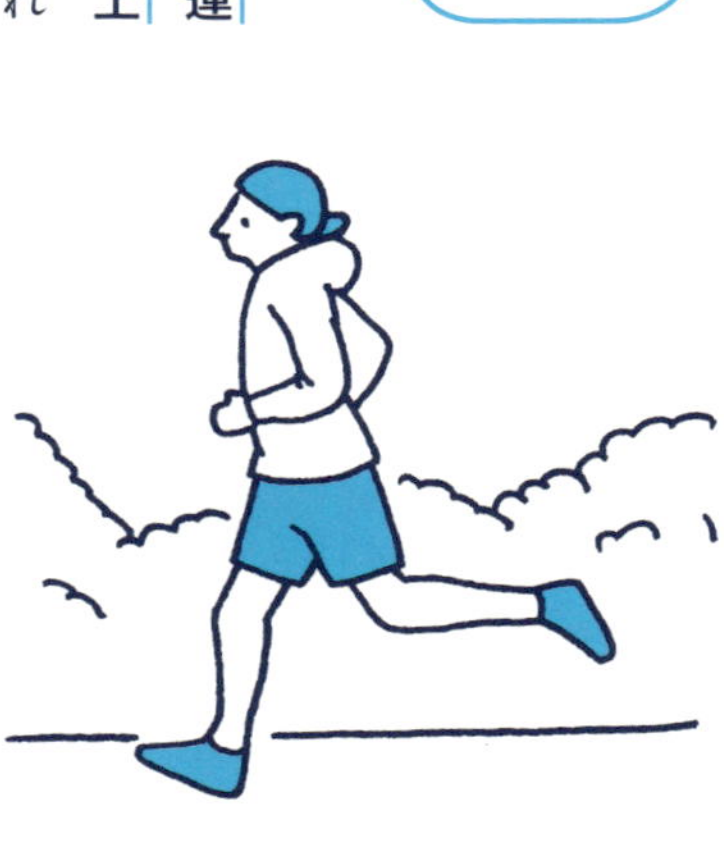

態なのではないかと考えられます。

しかし、一般の方が健康のために30分とか1時間ランニングをする、たった数種目の筋トレをするというときに、この時間帯でなければいけないということはありません。そもそも、ビジネスパーソンには「夕方4時から6時の間に運動しましょう」といっても、非現実的ですよね。続けられなければ、運動の効果は得られません。また、**続けるためには無理のない時間帯、気持ちいいと思える時間帯がその人にとってベストなのです**。

何時に運動するのが心地いいか、続けられるかというのは人それぞれ違います。どのタイミングがあなたにとって、いちばん気持ちいいと感じるか、続けられるかを第一に考えましょう。それがあなたのもっとも効果的な時間帯なのです。自分が何時に運動するのが快適かわからないという人は、一度、いろいろな時間帯に運動して試してみるといいでしょう。朝なんか走れないと思っている人でも、とりあえず一度は朝試してみてください。意外と気持ちよく走れるかもしれません。

冷え性は、筋肉を動かすと改善する

筋肉は体温維持・向上にも力を発揮しています。私たちのからだは、自律神経のはたらきで常に約37℃の体温に保たれるようになってい

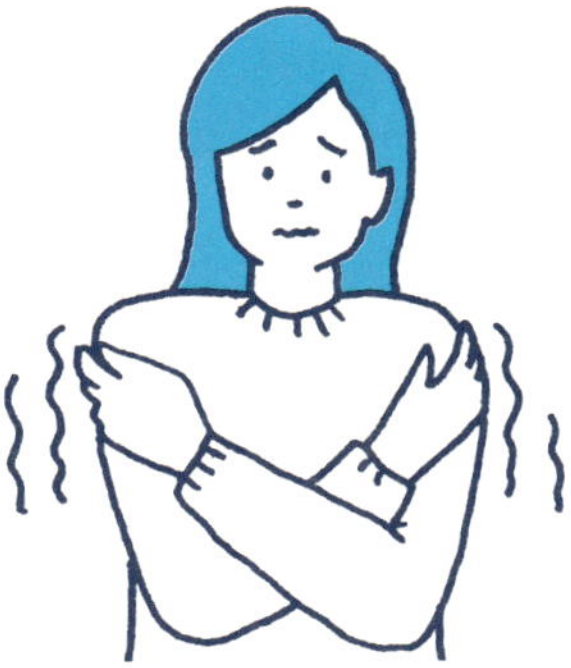

ます。気温は37℃よりも低いのに、この体温を保っていられるのは、自分自身で熱を生み出し、体温を一定にコントロールしているからです。この**「熱を生み出す」ことに、いちばん貢献しているのが筋肉です。**体内の熱生産の約6割が筋肉。残りの2割は肝臓や腎臓、2割は褐色脂肪《かっしょくしぼう》（エネルギーを燃やす細胞）となっています。肝臓や腎臓は自分の力ではどうにもできませんが、筋肉量だったら努力次第で増やすことができます。

ということは、**筋肉量が減ってしまうと、熱を生み出す力が衰え、体温を維持することが難しくなる**ということは想像ができると思います。

冷え性の人や、普段平均体温が36℃を欠けるような人は、総じて筋肉量が少ない場合が多いのです。体温を上げる、冷え性を改善するためにいちばんに取り組まなければいけないのは、「筋肉量を増やすこと」。冷え性や低体温の人は、熱を生み出す工場の筋肉が少ないだけでなく、筋肉を持っていても稼働していないという問題があります。筋肉は置いておけば勝手にたくさんの熱を生産するものではなく、動かしてはじめて多くの熱を生むものです。

ですから、体温を高めるためには、①**熱生産工場である筋肉を増やす**、②**筋肉を動かして熱を生産する。**この両輪を同時に行うことが必要です。

筋肉のなかには、血管がたくさん通っています。血液が集まることによって、温度が上がります。たくさん筋肉があれば、それだけの血液が集まり、下がった体温は上がります。

筋トレをすると太るとかムキムキになると誤解されている方が多いのですが、筋肉をつけること、筋肉を動かすことは、多くの女性の悩みの一つである、冷え性を予防・軽減する効果もあるのです。

PART 5

下半身の筋トレで太らない、疲れない

筋トレ Month 5~6

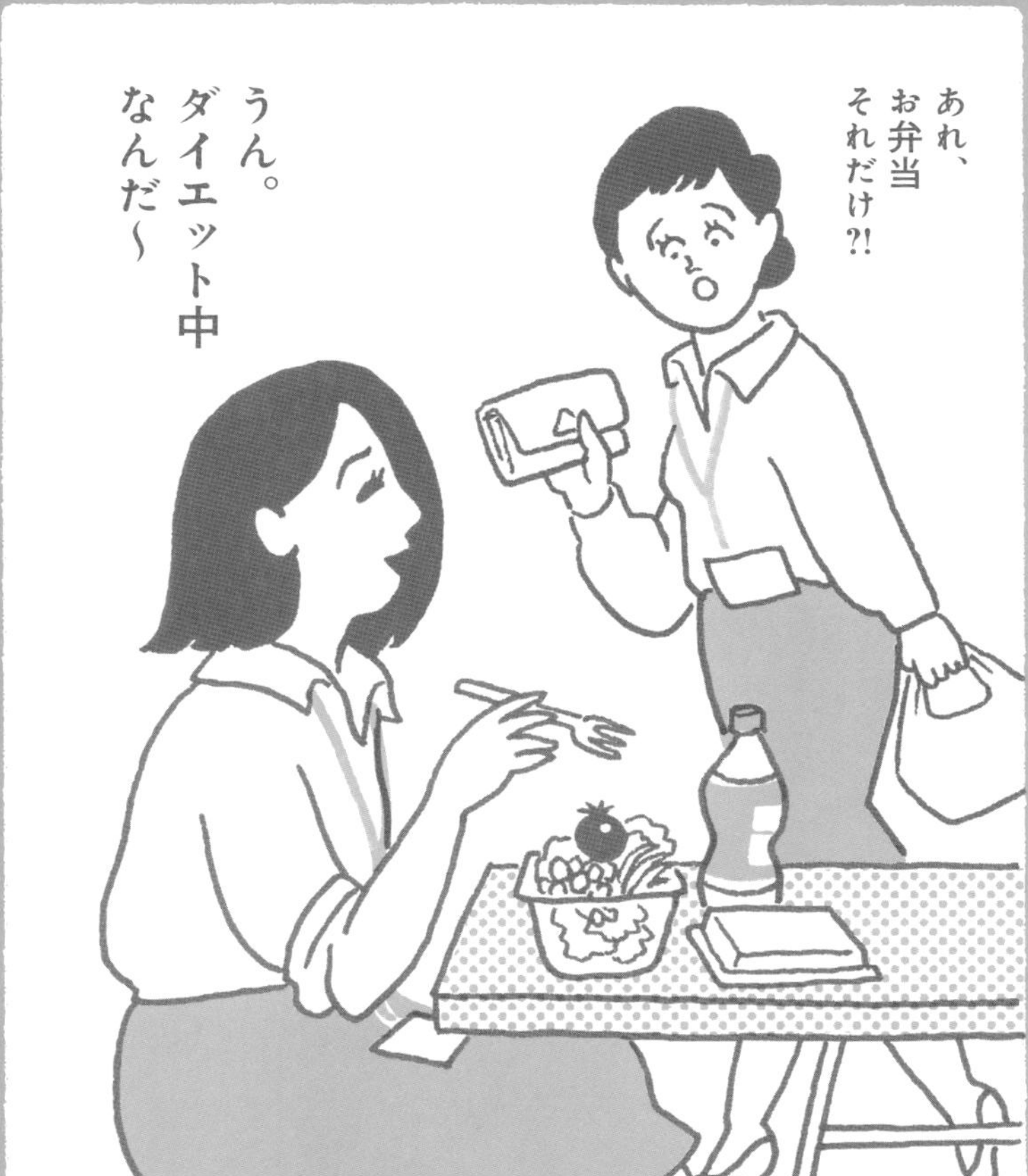
あれ、お弁当それだけ?!
うん。ダイエット中なんだ〜

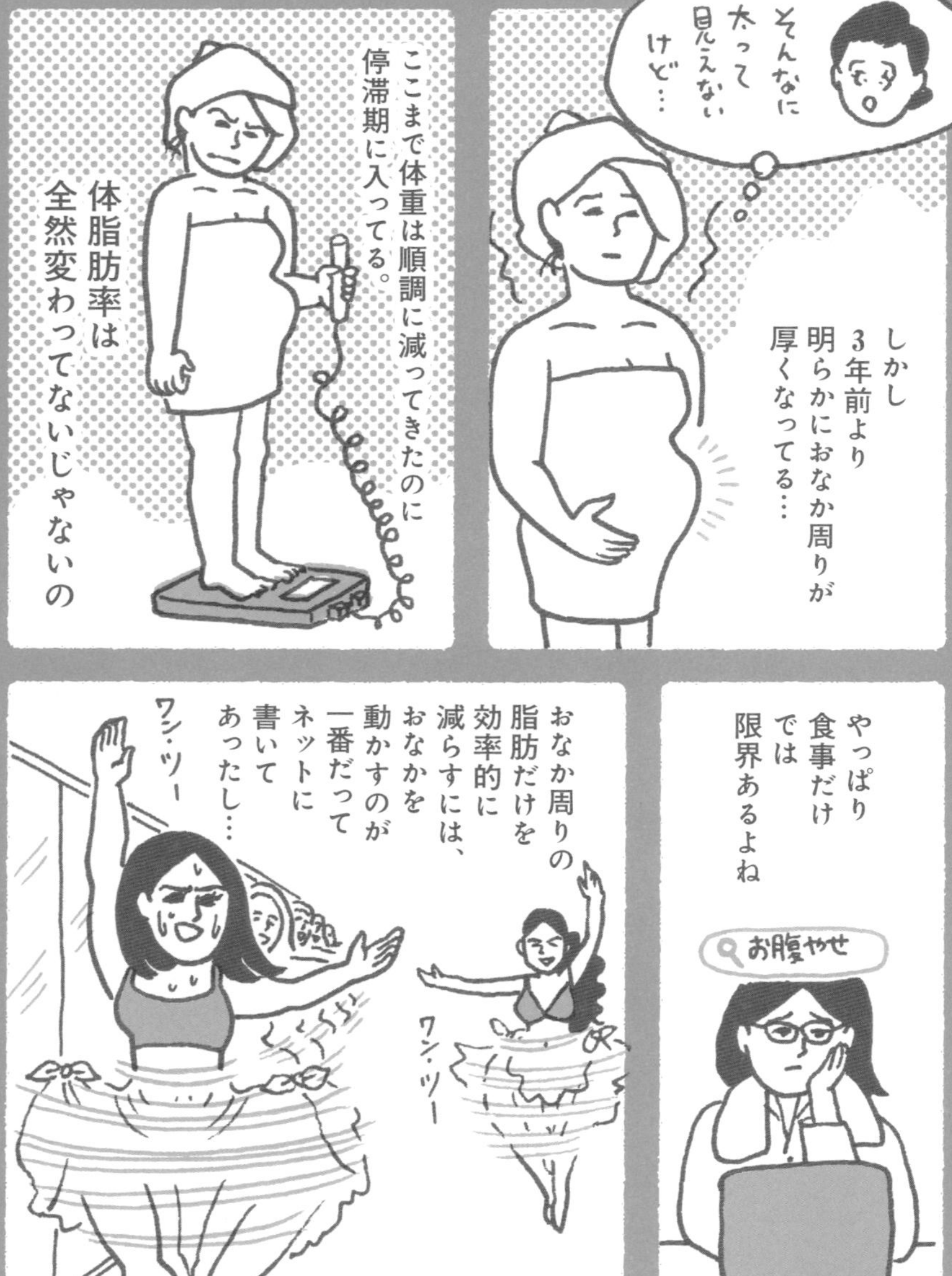
そんなに太って見えないけど…
しかし3年前より明らかにおなか周りが厚くなってる…
ここまで体重は順調に減ってきたのに停滞期に入ってる。
体脂肪率は全然変わってないじゃないの
やっぱり食事だけでは限界あるよね
お腹やせ
おなか周りの脂肪だけを効率的に減らすには、おなかを動かすのが一番だってネットに書いてあったし…
ワン・ツー
ワン・ツー

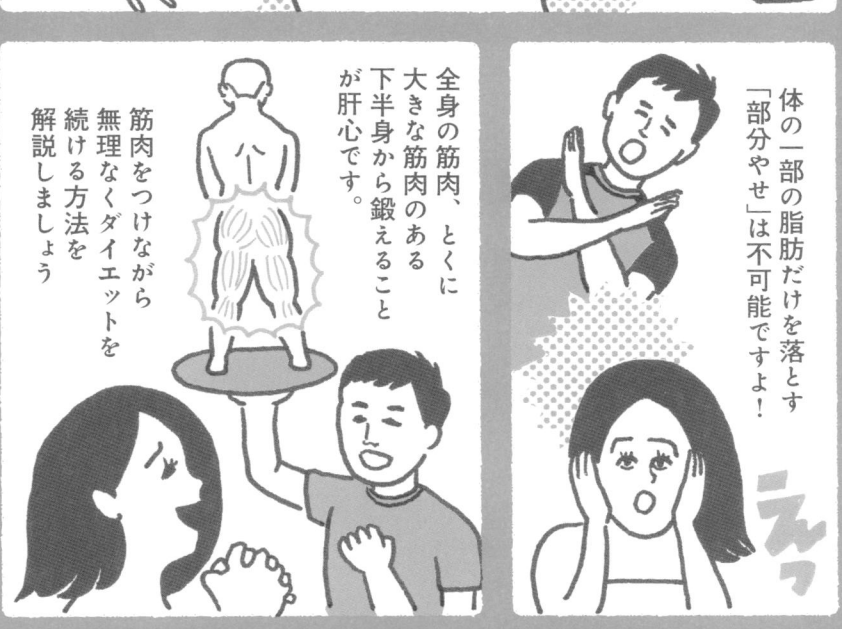

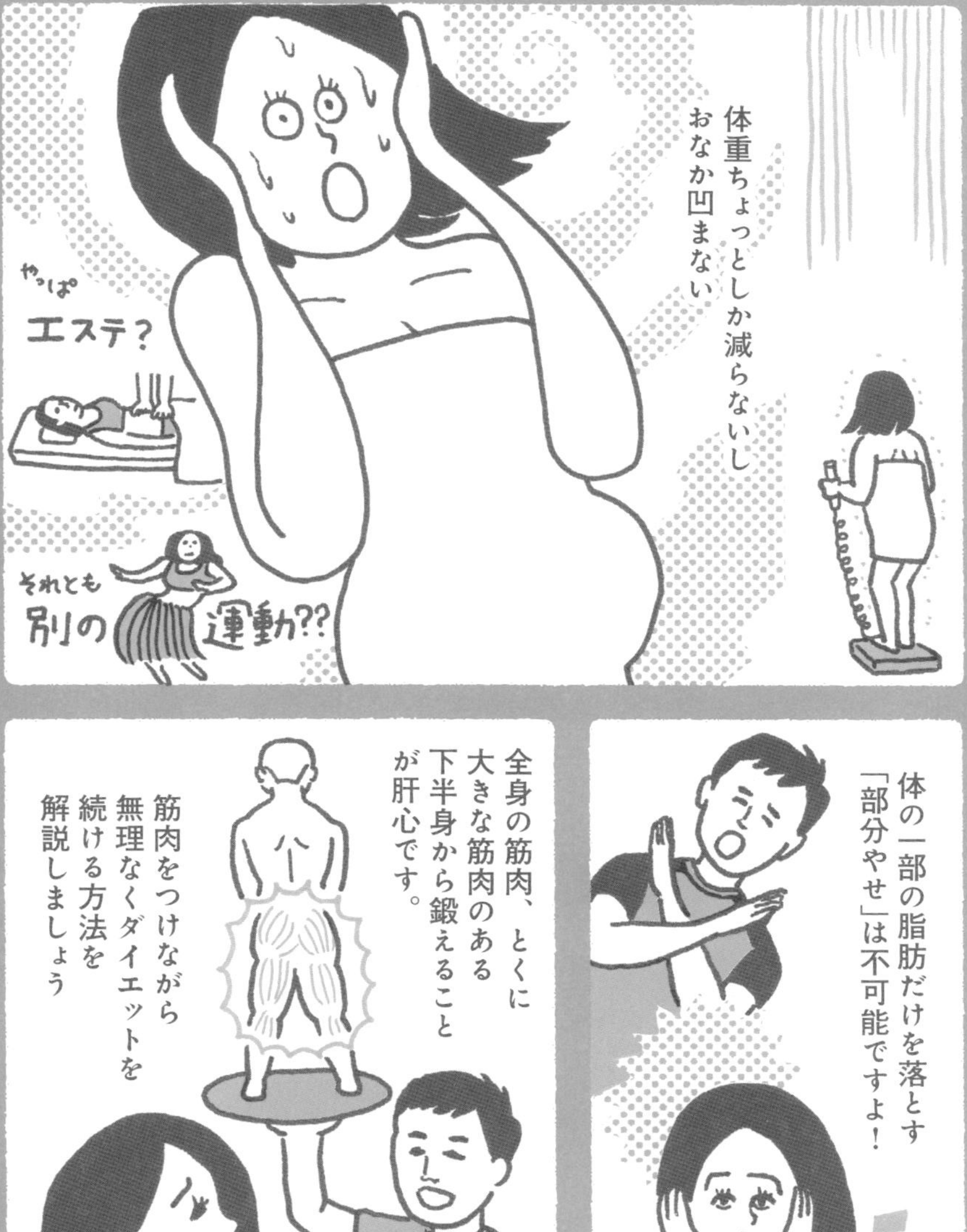
体重ちょっとしか減らないし
おなか凹まない
やっぱ
エステ?
それとも
別の
運動??
体の一部の脂肪だけを落とす「部分やせ」は不可能ですよ!
えっ
全身の筋肉、とくに大きな筋肉のある下半身から鍛えることが肝心です。
筋肉をつけながら無理なくダイエットを続ける方法を解説しましょう

筋トレのレベル
5ヵ月目
★★★

Month 5

ワンレッグスクワット

太もも

左右20回
2~3セット

1 右脚を後ろに大股1歩ぶん下げる。
上体を床と平行に倒して、
両手を左前足の左右につける。

Start Position

両足を腰幅に
開いて立つ。

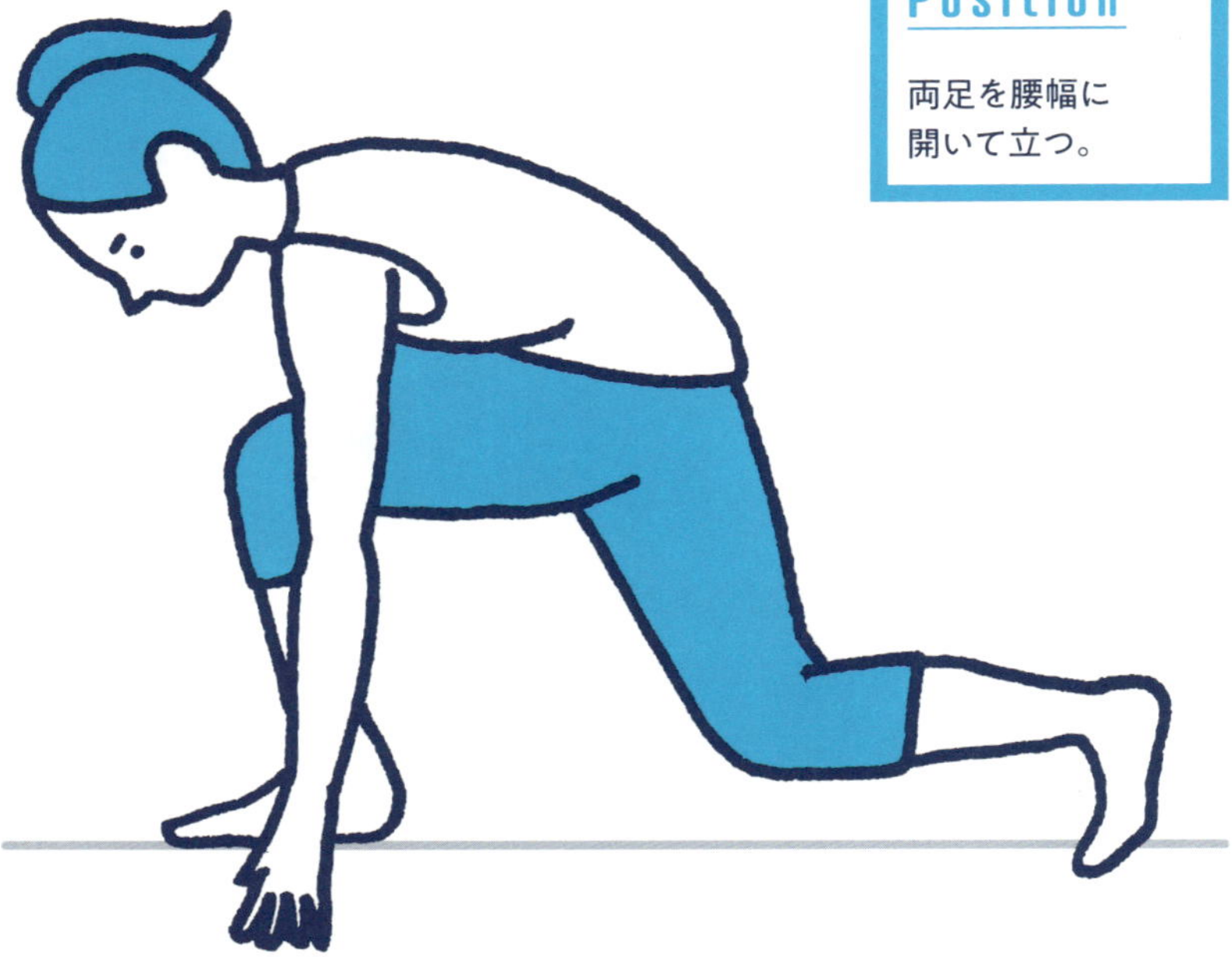

2 左前足に体重を乗せたまま、4秒かけて膝を伸ばす。背中で天井を押すようなイメージで、前傾をキープしたまま立ち上がる。

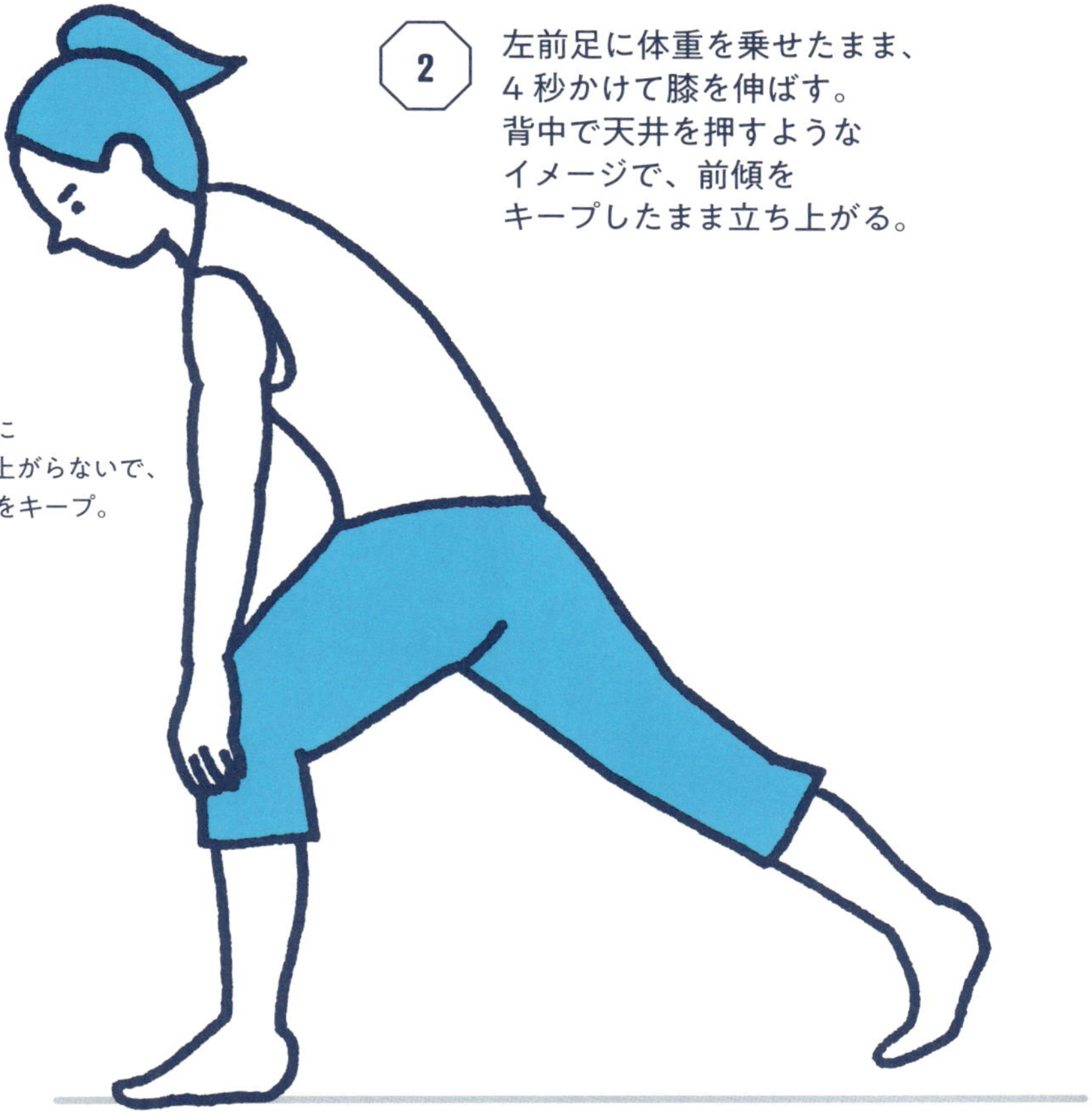

垂直に
起き上がらないで、
前傾をキープ。

3 4秒かけて①に戻る。

4 ①〜③を左脚も行う。

ヒップリフト

お尻

1 両手は床面に置き、
左膝を立てて腰幅に開いて、
右脚を上げる。

左右20回
2~3セット

Start Position

床に仰向けになる。

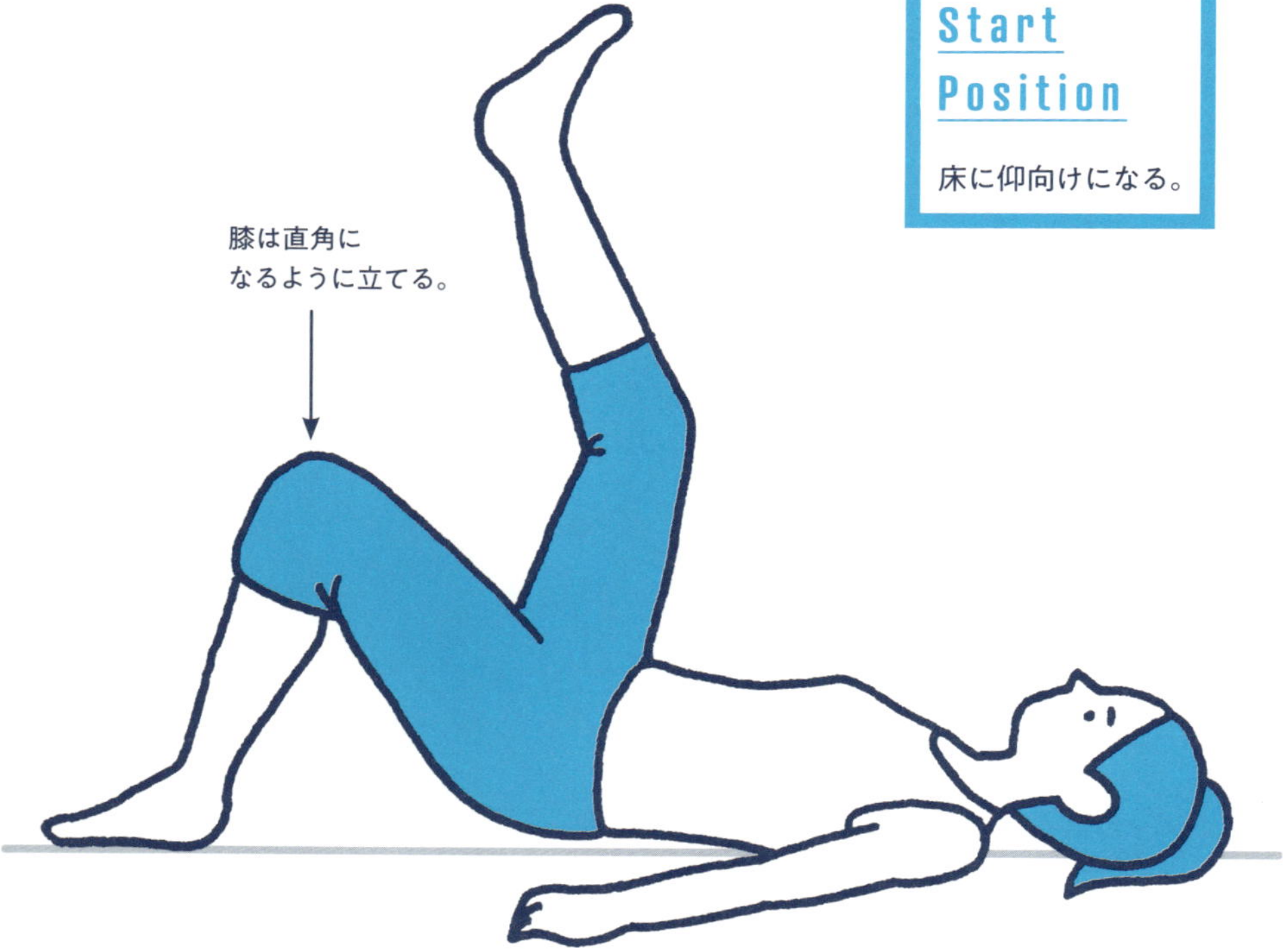

2 4秒で胸からももの前まで一直線になるようにお尻を持ち上げる。

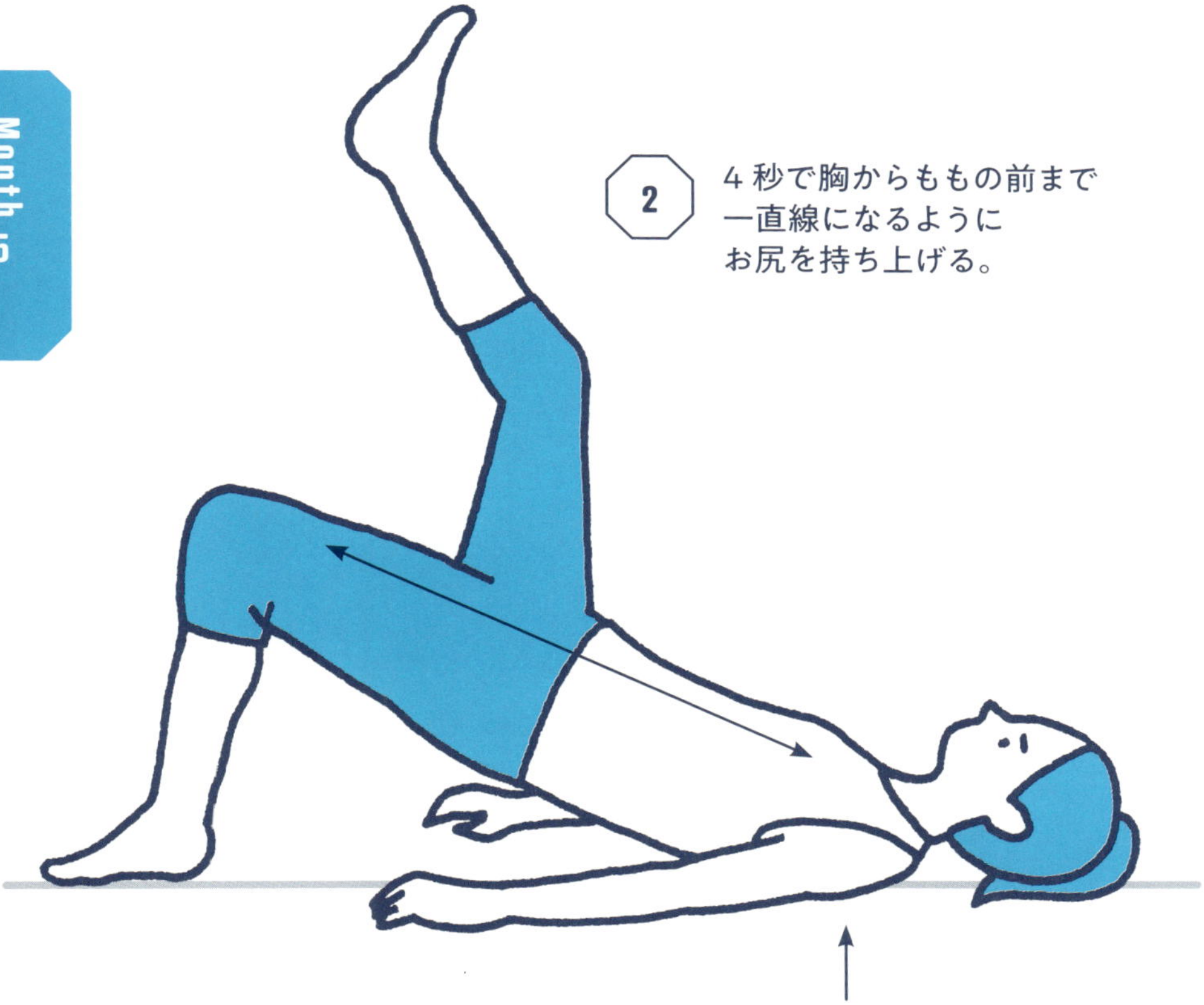

3 4秒かけて①に戻る。

4 ①～③を左脚も行う。

筋トレのレベル
6ヵ月目
★★★

Month 6

ワンレッグスクワット ウィズ チェア

太もも

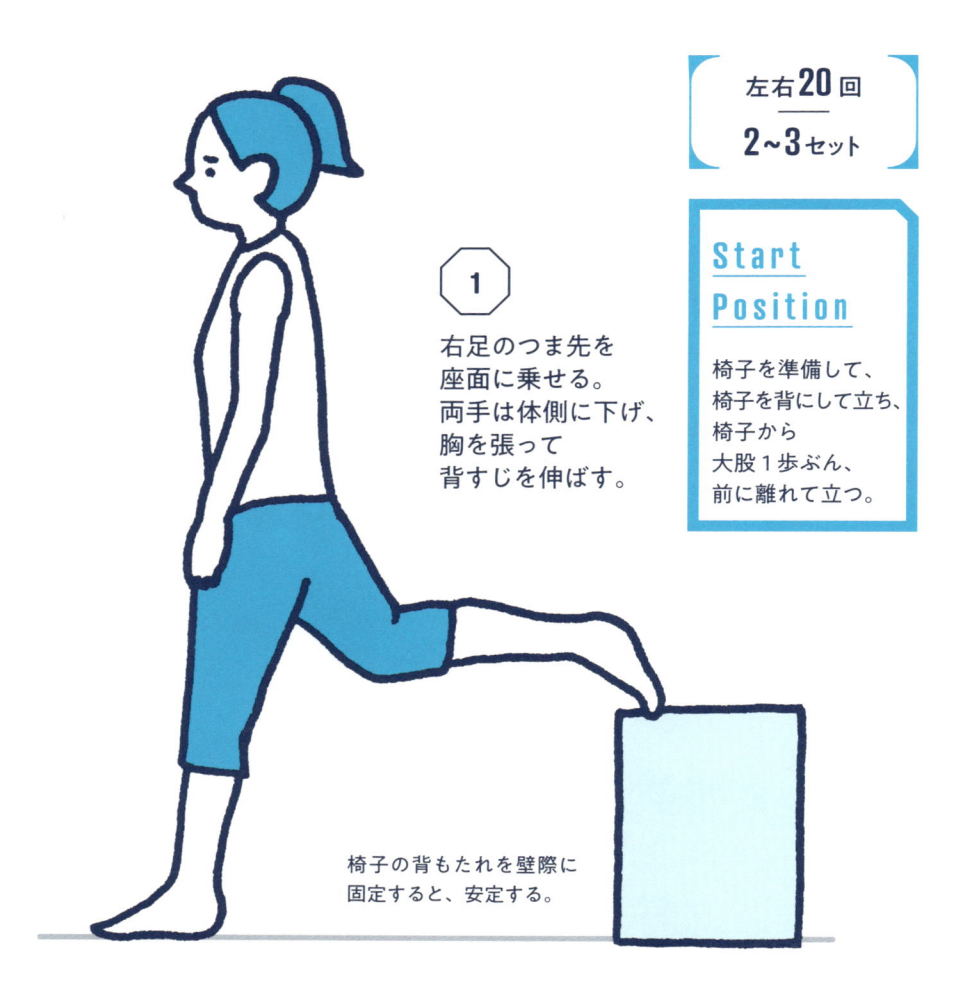

左右20回
2~3セット

Start Position

椅子を準備して、
椅子を背にして立ち、
椅子から
大股1歩ぶん、
前に離れて立つ。

1

右足のつま先を
座面に乗せる。
両手は体側に下げ、
胸を張って
背すじを伸ばす。

椅子の背もたれを壁際に
固定すると、安定する。

2

上体を床と垂直に
キープしたまま、
左膝を４秒かけて
曲げ、
体を沈めていく。

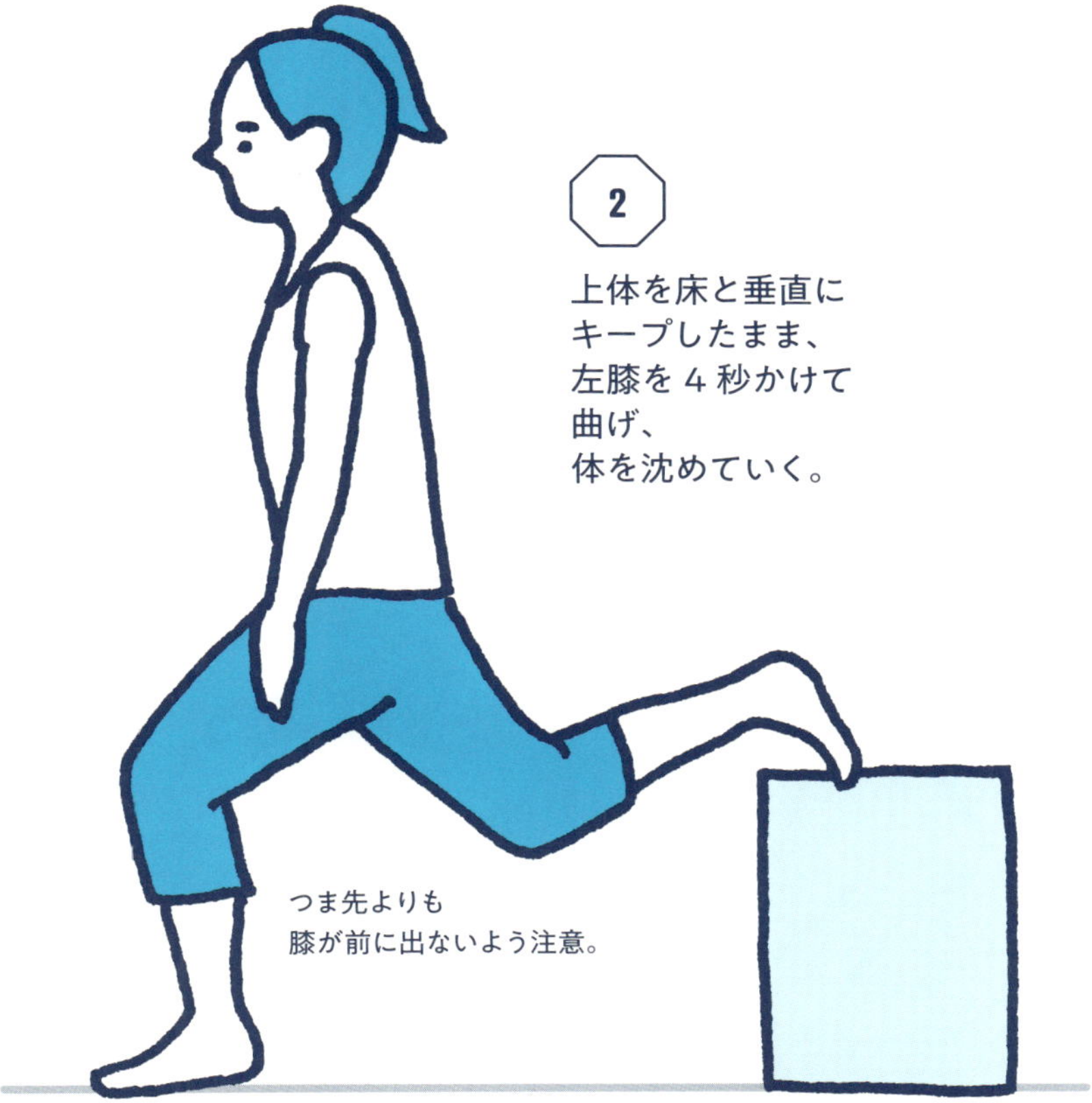

3　４秒かけて①に戻る。

4　①～③を左脚も行う。

Month 6

ワンレッグ・ヒップエクステンション

お尻

左右20回

2~3セット

1 椅子の座面に両足のかかとを
乗せて、両膝を直角に曲げる。
右脚を45度までまっすぐ上げる。

Start Position

椅子を準備して、
椅子を前に
仰向けになる。

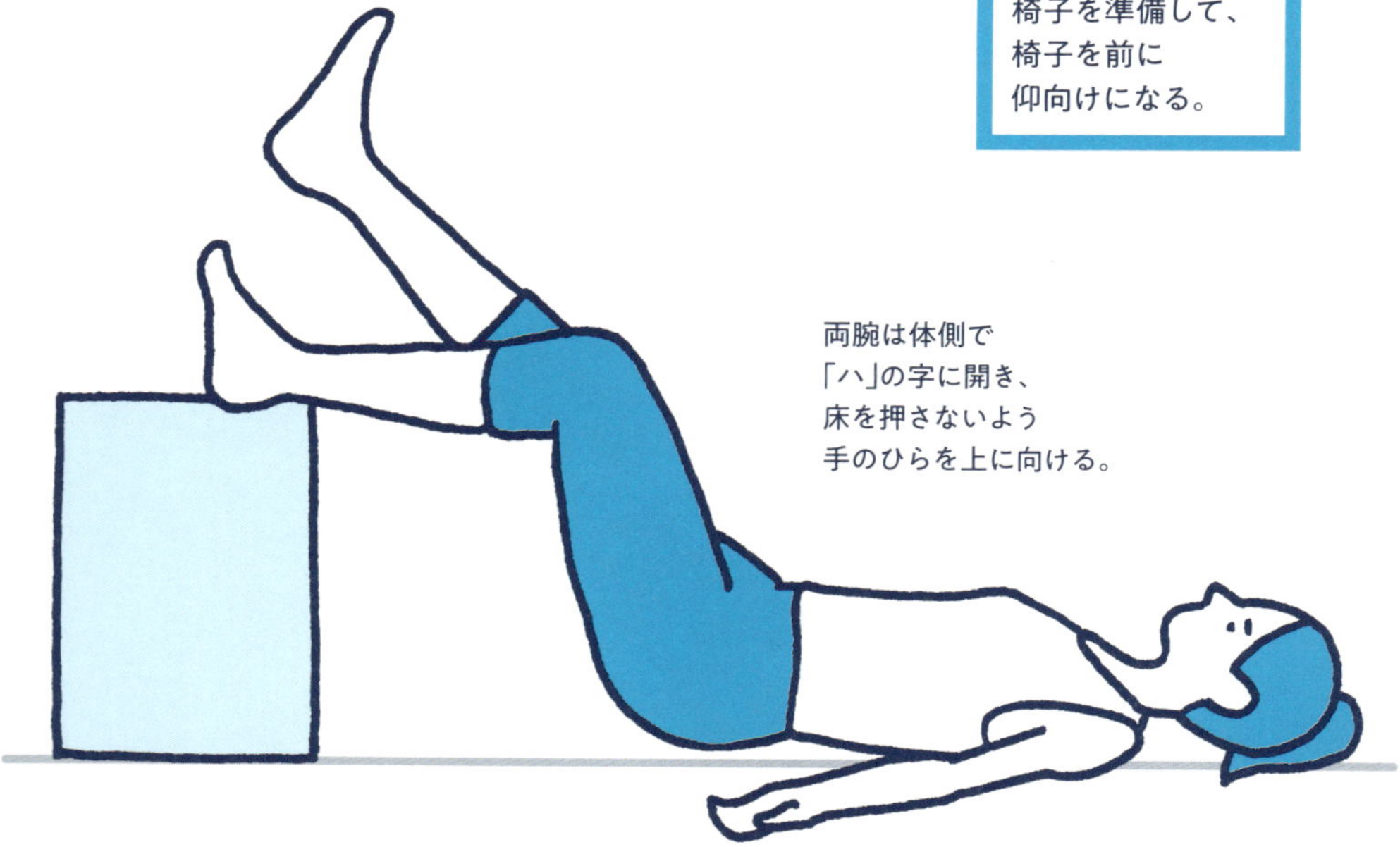
両腕は体側で
「ハ」の字に開き、
床を押さないよう
手のひらを上に向ける。

2　4秒かけて腰を引き上げ、
膝、腰、肩まで一直線にする。

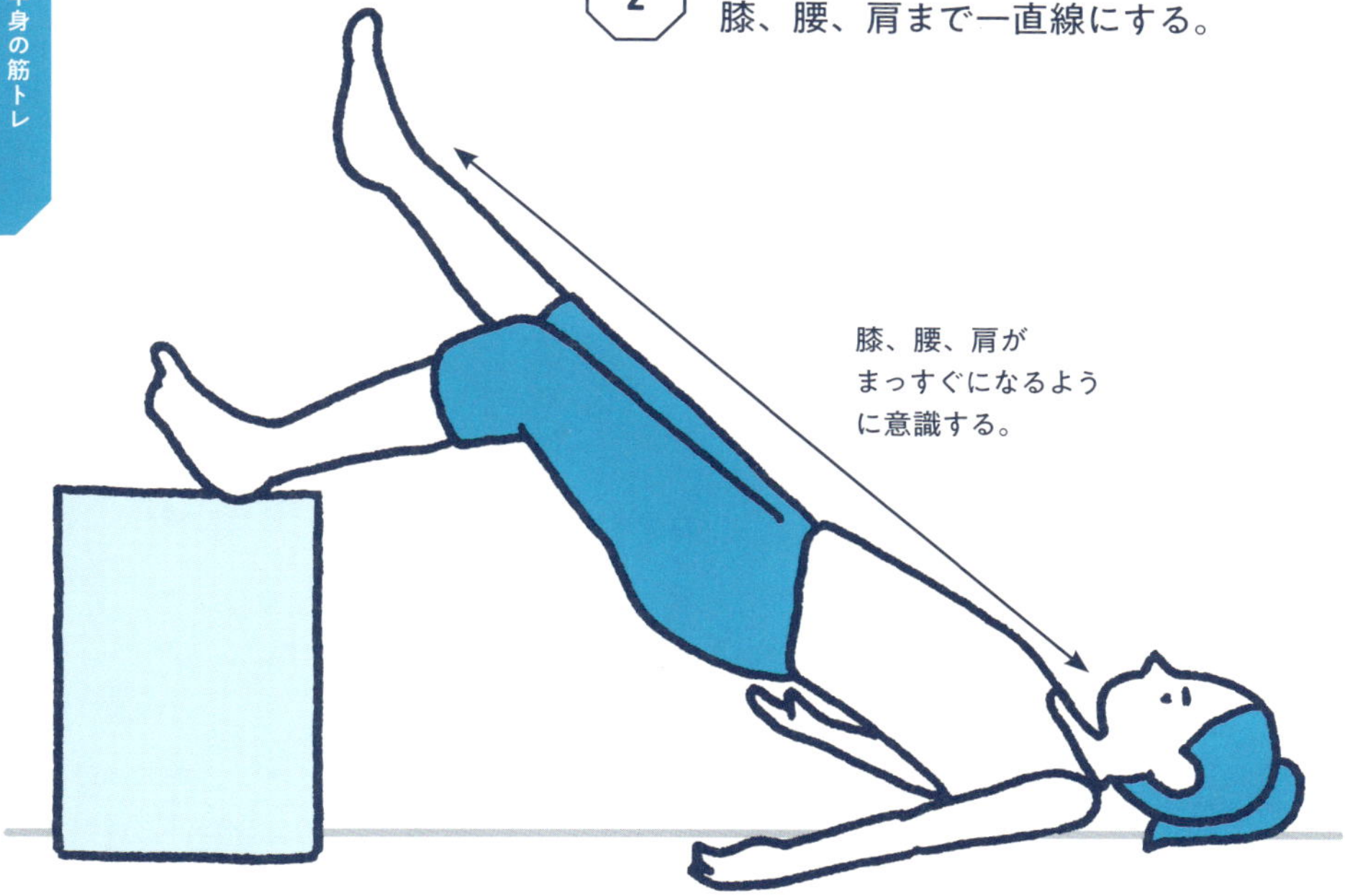

3　4秒かけて①に戻る。

4　①～③を左脚も行う。

電車で立っていると、よいことがある

関節は、骨と骨が密着しているのではなく、スムーズに動かせるように必ず「遊び」があります。半面、遊びがある以上しっかり固定させているのではないので、不安定な状態ともいえます。人間は絶妙なバランスで、その不安定な状態のなかで自然に活動できているのですが、遊びの許容範囲を超えて、あってはいけない方向に動かされてしまうと、関節がはずれてしまったり靭帯を損傷してしまったりします。とくに骨盤は、動かさないでいるとその周辺の筋肉が衰えて硬くなりがちです。骨盤を正しいポジションに保っておくのがむずかしくなり、遊びの許容範囲を少し超えて股関節や腰椎などの関節がズレてしまいます。これが歪みにつながります。そうならないためには、日頃から**関節周辺の筋肉を動かすこと**が大切です。

関節の安定を強化するのに効果的なバランストレーニングは、道具を使わなくてもできます。動いている電車で、つり革などにつかまらずに立っていることです。電車というのは走行中、床がずっと揺れていて非常に不安定な状態です。そこで、つり革につかまったり何かに寄りかかったりせず、自分の力で体重を支えてまっすぐに立つこと。それだけで立派なトレーニングになります。

何もつかまらずに、少し足幅を開いて立つ習慣をつけます。最初は電車が揺れるたびに、からだがブレ

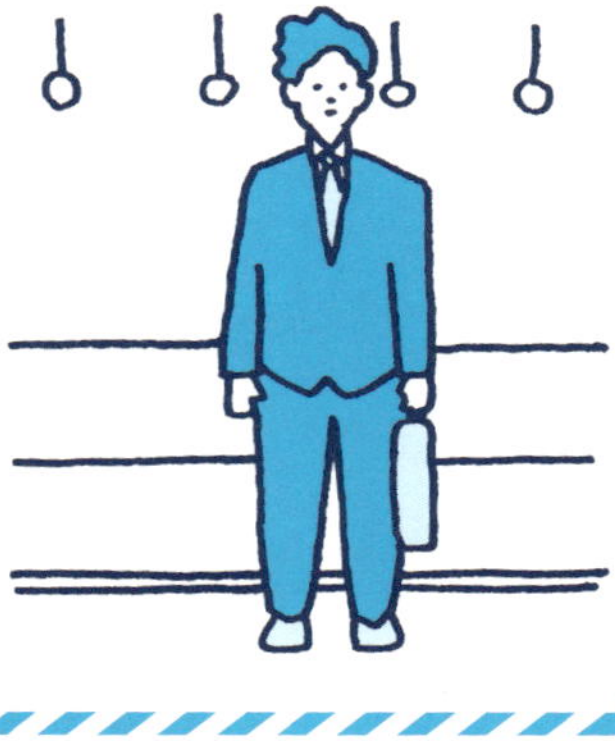

てよろけてしまうかもしれませんが、だんだん安定してきます。安定してきたら、足幅を少しずつ狭めていきます。ただし、急停車に備えてすぐにつかまれるところで行いましょう。1日1駅分から始めて、増やしていきます。安定した、機能的なからだをつくるという「いいこと」があります。

ママスクワットで若返る

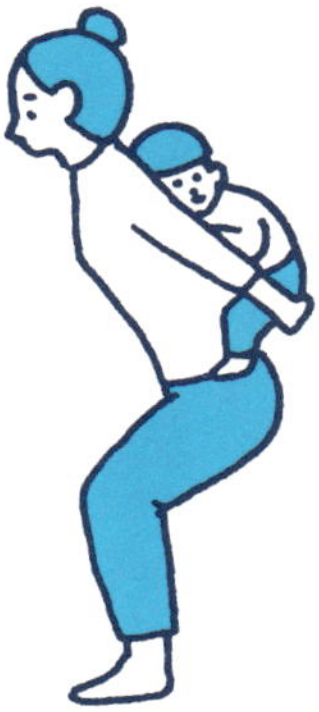

子育てや家事に忙しくて運動する時間がつくれないという方もいらっしゃるでしょう。でも、お子さんがいるからこそできて、しかも子育てや家事のなかでできる筋トレがあります。**筋肉量を増やそうとしたら、自分の体重に加え、負荷をプラスすることで普段よりも強い刺激で効果を上げなければなりません。**小さなお子さんがいる方は、子どもをプラスアルファの負荷と思ってください。お子さんを背負った状態でスクワットをすれば、その子の体重分だけダンベルトレーニングをするのと同じ効果があります。

ご自身が安全に抱きかかえられる、またはおんぶすることができ、それでスクワットができるのであれば重さに制限はありません。沈み込む（膝を曲げる）量を増やせば強度は上がります。20回ぐらいが限界と感じる負荷に設定し、20回を2～3セット、週3回以上やってみてください。そして、最低でも2～3カ月は続けてください。

スクワットは、からだのなかでいちばん大きな筋肉である、太ももやおしりの筋肉量を増やすことができます。さらに、**高負荷トレーニングになるので、成長ホルモンが出やすくなります**。成長ホルモンの分泌は、年齢とともに低下してくるのですが、筋肉中の乳酸（代謝物）濃度が急激に高まるような高負荷のトレーニングを大きな筋肉に対して行うことで、成長ホルモンの分泌は大きく促進されます。

水で痩せる!?

「水で痩せるか」という議論ですが、水をたくさん飲むことで満腹感が得られ、その結果、摂取カロリーが減り、ダイエットにつながると考えることはできるでしょう。ただし、１日の総摂取栄養バランスが、水をたくさん飲むことによって何かの栄養素が不足してしまうと、痩せることにはつながりません。**ダイエット中だからと、たんぱく質を極端に減らして水でおなかいっぱいにしている状態で、筋トレをしていては意味がありませんし、筋肉が効果的につくられないのでダイエットにもつながりません**。

水でおすすめしたいのは、朝起きてすぐにコップ１杯の水を飲むこと。寝ている間、軽度の脱水状態になり、血中の水分量が減って血液の濃度が高くなります。水を飲むことでこれを補正し、１日の活動のスイッチが入ります。朝運動をしている人はとくに、運動前に水を飲むようにしてください。血液の水分量が少ない状態で運動すると、血栓ができやすくなります。

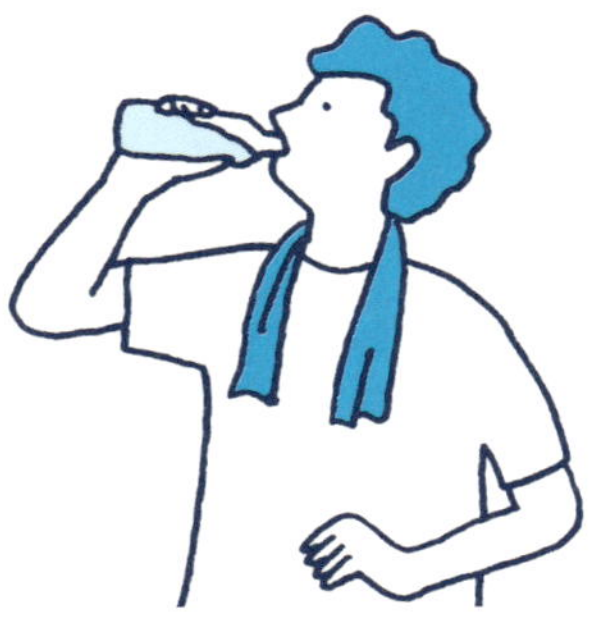

PART 6

トレーニングを続けるコツ

モチベーション

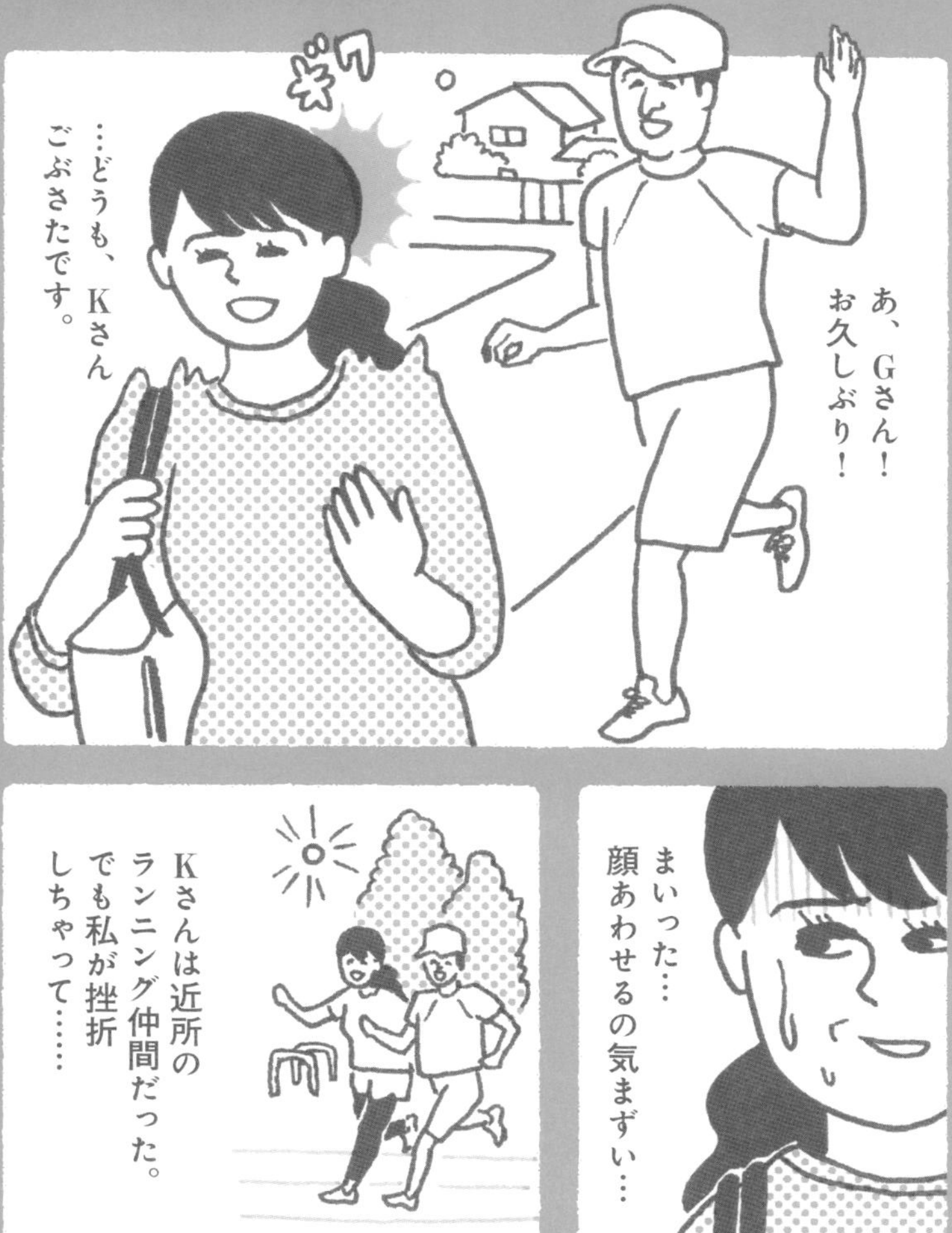
あ、Gさん！
お久しぶり！
ギク
…どうも、Kさん
ごぶさたです。
まいった…
顔あわせるの気まずい…
Kさんは近所の
ランニング仲間だった。
でも私が挫折
しちゃって……

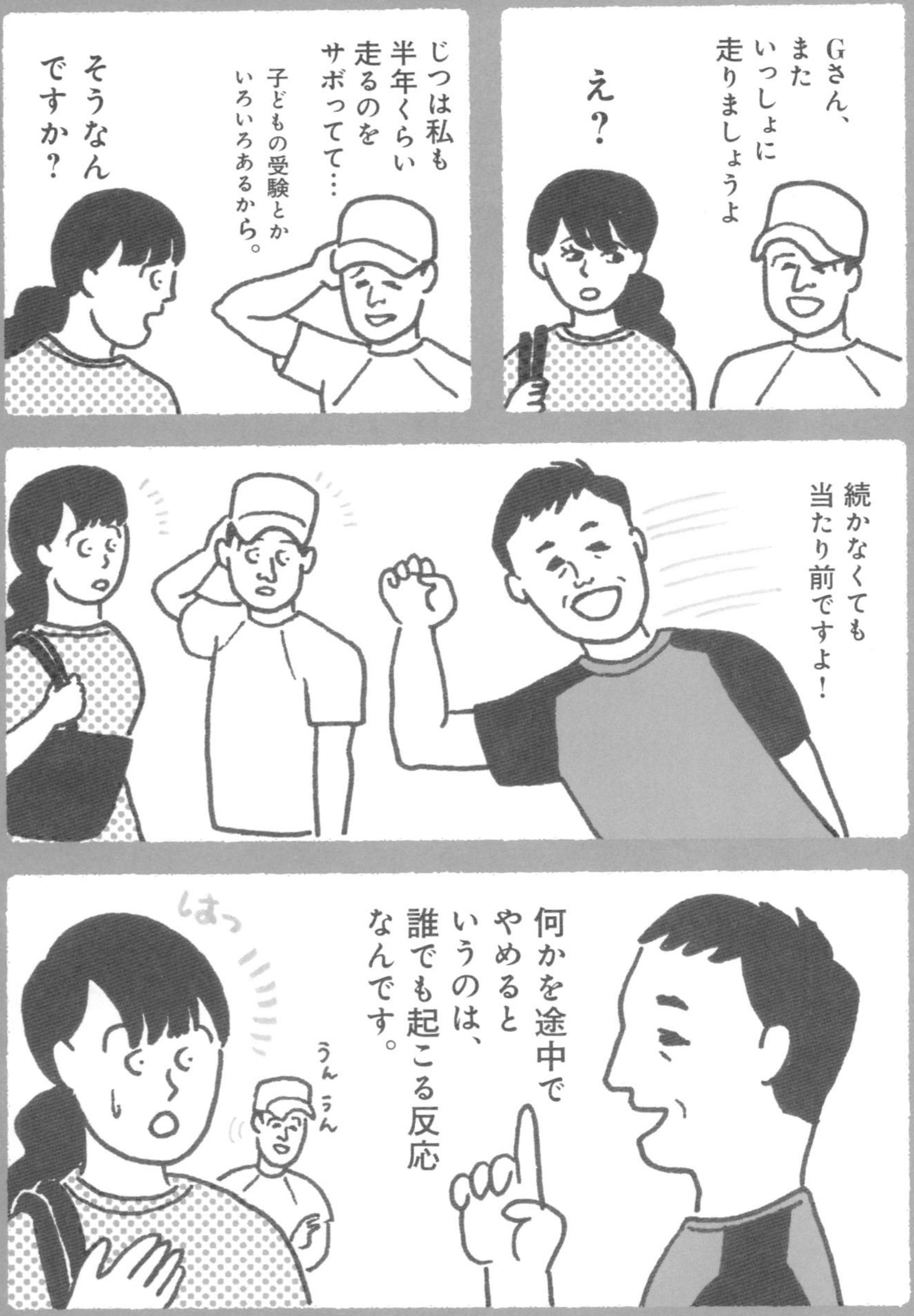
Gさん、またいっしょに走りましょうよ
え？
じつは私も半年くらい走るのをサボってて…
子どもの受験とかいろいろあるから。
そうなんですか？
続かなくても当たり前ですよ！
何かを途中でやめるというのは、誰でも起こる反応なんです。
はっ
うんうん

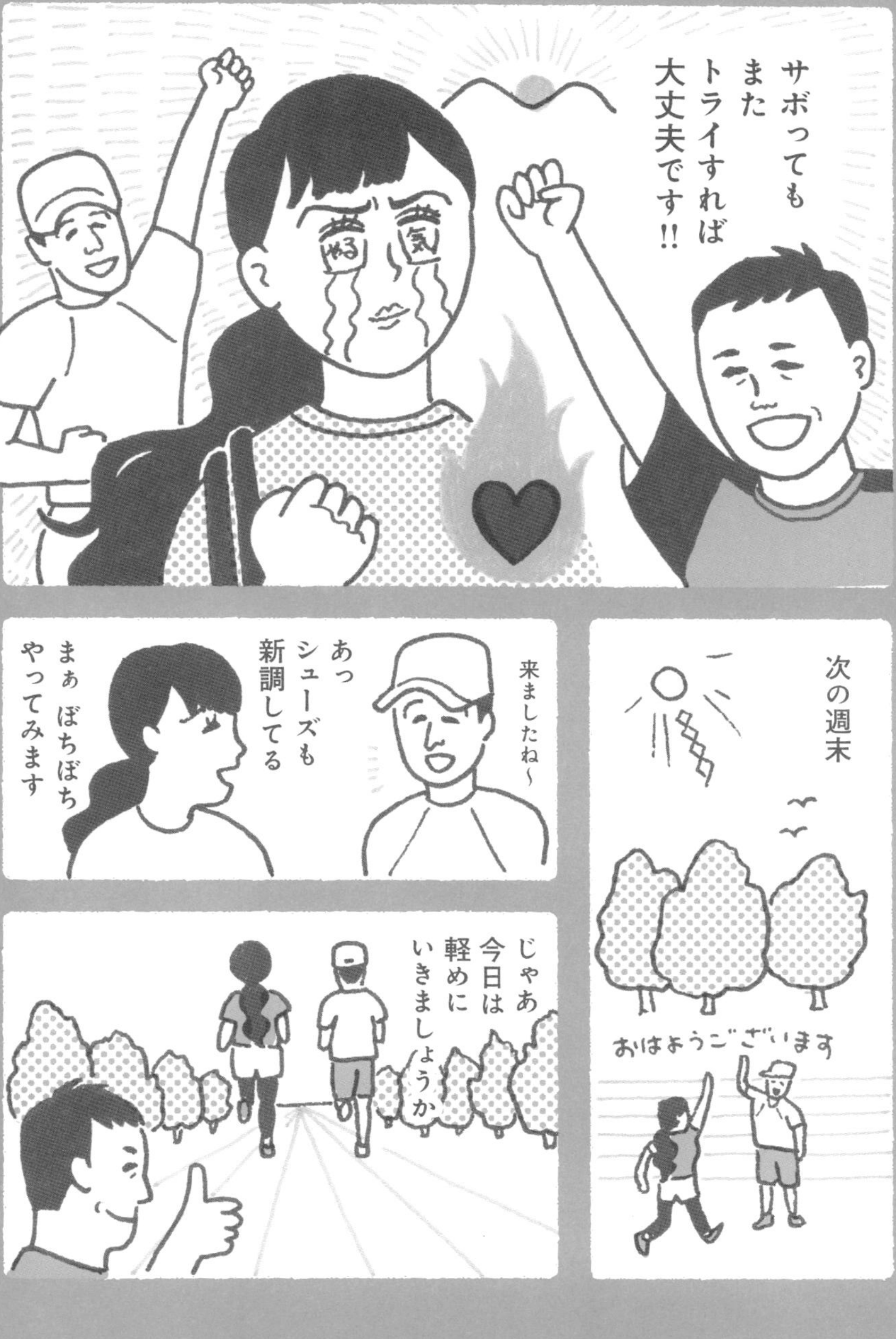
サボっても
また
トライすれば
大丈夫です!!
やる
気
次の週末
おはようございます
来ましたね〜
あっ
シューズも
新調してる
まぁ ぼちぼち
やってみます
じゃあ
今日は
軽めに
いきましょうか

MOTIVATION

三日坊主でも、10回続けると1か月運動したのと同じ

続かないのが当たり前

このパートでは、運動が続けられる秘訣を紹介します。

一度決意して実行に移したことを、目的が完遂するまでずっとやり続けられる人はごくまれで、たいてい途中で挫折してやめてしまったり、中断してまた始めたりするものです。運動習慣をつけようと始めたランニング。最初はワクワクし、いままで感じたことのない感覚でエキサイトしますが、だんだん慣れてくると、仕事が忙しかったり、天候不良などの理由から、走る回数が減って、いつのまにか走らなくなってしまう。タバコをやめよう！と固く決意したのに、お酒を飲んだ席で我慢できずに吸ってしまったら、もとに戻ってしまった……。こうした経験は誰にでもあるでしょう。

人は一度やり始めたことが続かずに、1年以内に約8割がもとの習慣に逆戻りしてしまうといわれています。これを心理学では「逆戻りの原理」といいます。人間には「サボりたい」という欲求がインプットされているのかと思うくらい、永遠に何かをやり続けられません。しかし、「昨日はサボったけど今日はできた」というように、サボっては実行することをくりかえすことはできます。

重要なのは、ここでどう思うかです。**「簡単に挫折してしまった」「自分は何をやっても続かない」「ああ、**

またできなかった」と、失敗体験として認識してしまうのがいちばんよくありません。

サボっても、またやってみればいいのです。それでもまたサボってしまうときが来るでしょう。そこでがっかりする必要はなく、続かないのが当たり前、と思ってしまったほうがいいのです。「続かない」「サボってしまう」ことを前提に考えれば、〝失敗のスタンプ〟を自分に押すことがなくなります。何度もくじけて、失敗スタンプを自分にたくさん押してしまうと、自己効力感が低下してしまい、やる気を減退させてしまいます。失敗体験と思わなければ、自己効力感も保たれ、落ち込まずに済むので「またやろう」と意欲的になれるのです。

「サボる→やってみる→サボる→またやってみる」を繰り返し、何度もトライしていれば、たとえ三日坊主でも10回繰り返せば、1カ月続いたことになります。続かないのは、あなたの意志が弱いからではありません。これまでまったく運動しなかった習慣を変えるには、大きなエネルギーが必要なのです。

失敗に弱い人、強い人の違い

失敗したときに、落ち込んでなかなか立ち直れない人と、失敗は失敗として受け止め、次にまたがんばろう、とポジティブにとらえられる人がいます。

その違いは「自分にはできるだろう」という見込み感、自己効力感があるかどうかです。失敗をネガティブにとらえる人は、過去に成功体験が少なく、失敗のスタンプが自分の記憶に多数押されている人。反対に失敗を次に活かそうと前向きに考えられる人は、自分の記憶に数々の成功スタンプが押されている人。これまでうまく切り抜けてきたのだから、今回もうまくいくに違いないと思えるのです。

MOTIVATION

目標を立てるときは、成功体験にこだわる

理想の自分になるまでのタスクを細かく設定

自己効力感の高い人は、失敗してもまた続けようと思えるので、挫折しながらも何度もチャレンジできる傾向にあります。反対に、自己効力感の低い人は、一度挫折するとなかなかもう一度やってみようという意欲がわかず、挫折して終わってしまうケースが多く見られます。

ポイントは目標設定の仕方です。たとえば、「1カ月で3kg痩せる」という目標を立てたとします。仮にこの目標をクリアできなかった場合、自分のなかに一つも成功スタンプを押せないまま、失敗スタンプが一つ加算されるだけになってしまいます。

これは、明らかに目標設定の仕方が間違っています。自己効力感が高まりません。**成功スタンプをたくさん集めるには、目標設定をより細分化します。「1カ月で3kg痩せる」という目標はそのまま置いて、その間の細かい目標を立てるのです。**

たとえば、「月曜日は食事の摂取カロリーを制限する」「火曜日は3km走る」「水曜日はスクワットを30回」というように細分化した目標を決めます。実際に、月曜日に食事制限ができたら、成功スタンプを一つ押すことができます。火曜日に3km走れたら、2つめを押します。すると、水曜日に疲れてスクワットがで

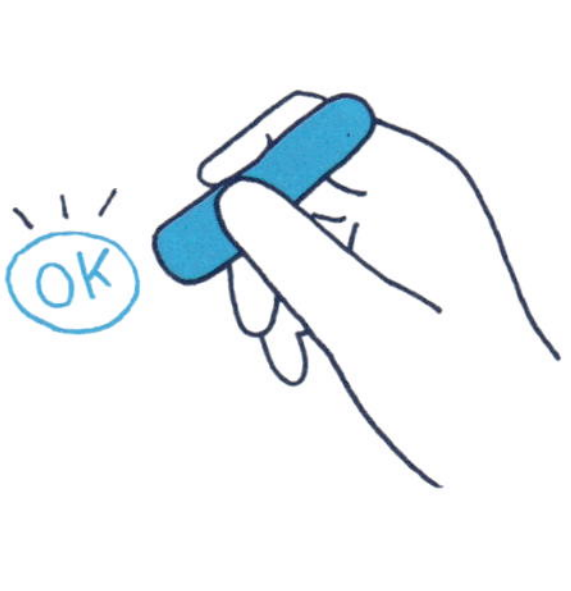

きなかったとしても、スタンプが2つあるので、大きく落ち込むこともありません。

このように、1カ月先のゴールに向かって、小さな目標をたくさん設定しておき、それがクリアできたら成功スタンプがたまっていきます。これが、自己効力感を高める効果的なやり方の一つです。

大きな目標の手前に、段階的な目標を設定し、それを一つずつ塗りつぶしていく。成功スタンプをたくさん集める。これが物事を成功に導く秘訣です。

あなたが今、この本を手にしているということは、すでに目標に向かって一歩を踏み出したも同然です。「本で何をすればいいか学ぶ」という行動に移せたのですから、成功スタンプを一つ自分にプレゼントしてください。次は、本書に書かれているいちばん入りやすい行動として、「移動は階段を極力使う」をやってみてください。明日それができたら成功スタンプ一つを追加です。小さな変化に見えるかもしれませんが、こうした蓄積が大きな変化を生みます。できたりできなかったりしながらも1年が過ぎた頃には、確実にあなたのからだに筋肉がついているはずですし、基礎代謝も上がり、今よりも若々しい太りにくいからだになっているはずです。

自分の性格に合わせたアプローチ

運動を続ける方法として、その人の性格の特徴を活かすということがあります。心理学の交流分析で使われるエゴグラムは、人格構造の類型化したもので、人間は誰でも心のなかに5つのキャラクター（自我）を持ち、人によってそのキャラクターに強弱のバランスがあるといわれています。

次ページにエゴグラムテストの簡易版を掲載しましたので、チェックしてみてください。

エゴグラムテスト（交流分析法）

答えを下のなかから選んで、数字（3、2、1、0）で空いている欄へ記入してください。あまり深く考えないで、気軽にやってください。

はい
3…いつも、2…しばしば、1…ときどき

いいえ
0…めったにない

01	動作がキビキビしていて、能率的である
02	あけっぴろげで自由である
03	相手を見下す
04	周囲の人にうまく合わせていく
05	伝統を大切にする
06	相手の長所によく気がつき、ほめてやる
07	相手の話には共感する
08	現実をよくみて判断する
09	感情をすぐに顔に表す
10	物事に批判的である
11	遠慮深く、消極的である
12	思いやりの気持ちが強い
13	いやなことは理屈をつけて後回しにする
14	責任感を大切にする
15	まっすぐな姿勢で相手の顔を見ながら話す
16	不平不満がある
17	人の世話をよくする
18	相手の顔色をうかがう
19	「なぜ」「どのように」という言い方をする
20	道徳的である
21	物事の判断が正確である
22	「わあ」「へえ」などと驚きを表す
23	相手の失敗や欠点に厳しい

		CP	NP	A	FC	AC
24	料理、洗濯、そうじなどを積極的にする					
25	思っていることを口に出せないたちである					
26	上手に言いわけをする					
27	「～するべきだ」というような言い方をする					
28	じっとおとなしくしているのが苦手である					
29	規則を厳しく守る					
30	割合人扱いがうまい					
31	相手に喜んでもらえるように努力する					
32	言いたいことを遠慮なく言う					
33	いろいろな情報（事情）を集めてよく考える					
34	わがままである					
35	「すみません」「ごめんなさい」を言う					
36	自分の感情を交えないで判断する					
37	好奇心が強い					
38	まわりを気にしない					
39	理想を求めていく					
40	実行する前にしっかり計画を立てる					
41	会話では感情的にならない					
42	困っている人を見たら、慰めてやる					
43	奉仕活動では人の先になって働く					
44	意見をはっきり主張する					
45	理屈よりも直感で決める					
46	融通がきく					
47	ほしいものはあくまでもほしがる					
48	相手の失敗を素直に許してやる					
49	誰とでもよく話す					
50	頼まれたらいやと言えない					
	月　日　合計→					

タイプ別 トレーニングの続け方

前ページで合計点数がいちばん高いものが、あなたの持っているキャラクターを強く示しています。人の性格は一つだけ高いというものはほとんどなく、高いものがいくつかと低いもので性格が構成されています。ここではわかりやすく理解するために、もっとも高いところだけを見ていきましょう。一つずつ、どういうタイプで、どんなアプローチをすれば運動が楽しく続けられるかアドバイスしていきます。

自由奔放な子どものような FCタイプ

FC（Free Child）タイプは、感情表現が豊かで、よく笑います。ユーモアがあり、その場を明るくすることが得意なタイプです。素直に人に甘えたり、屈託のない関係をつくるのが上手です。また、自己表現が非常に豊かです。このタイプは、感覚的に楽しいと思えると続けられます。また、妄想することが得意でもあるので、たとえば誰かが自分のことを応援してくれているイメージをしたりすると、楽しい気分で走り続けられます。最新のファッションを着こなして走るのも効果的です。

母親的な感情を持った NPタイプ

NP（Nurturing Parent）は、母親のような感情を持った性格を指します。「～してあげたい」という気持ちが強く、自分よりも人のためにがんばれるタイプです。〝からだの目標〟がなかなか続かないとしたら、そこに「誰かのためにがんばる」というものを加えてあげると、モチベーションがグンと上がり、続けられるようになるかもしれません。自分の子どもが受験勉強でがんばっているから、自分もいっしょに子どもを応援する気持ちで走ろう、というのも「誰かのため」になります。

論理的な「大人」の感情が強い Aタイプ

A（Adult）とは、大人の要素が強い人のことで、論理的に物事を考えられるタイプ。このタイプは、目標設定をしっかり定めることが有効です。目標が一つだけだと続かないので、3パターン用意しておくといいでしょう。一つめは、達成できたらすごく嬉しいというハードルの高いもの。途中でこれが無理だと思ったら、2つめにスイッチする。それは、ハードルは高めだが過去にできた経験のあるようなもの。最後に必ず達成できるであろう3つめの目標。適切な目標設定が成功のカギになります。

強い責任感の持ち主 CPタイプ

CP（CriticAl PArent）が高い人は、父親的な感情が強い人で、強い責任感の持ち主です。自分にも相手にも非常に厳しいタイプで、目標を立てるときも高く設定しがちなため、途中で挫折して失敗体験を増やしてしまう危険性があります。自分が、CP が高いことがわかったら、目標を高く設定してしまいがちだという傾向を認識し、10 のレベルの目標を7に抑えて、7を達成できたら8、9と上げていって、10 をめざそうというように、最初のハードルを下げることをおすすめします

よい子にみられる ACタイプ

AC（Adapted Child）が高い人は、自分が他人からどう思われているかを非常に意識するところがあり、他人の顔色を常にうかがいながら行動するところがあります。また、自分で考えて行動するよりも、命令・アドバイスを受けたほうが、行動に移しやすいところがあります。AC が強い人は、運動をするときには誰かといっしょに始めるといいでしょう。親しい仲間、パートナーなどといっしょに行動を起こすと続けやすいのです。仲間意識、連帯感を持つことで、最後までがんばれます。

SUMMARY

2パターン主義で継続力をつくる

レベルに高低をつけて、自分で選べるようにする

ランニングでも筋トレでも摂取カロリーのコントロールでも、からだづくり全般に対していえることですが、必ず2パターンの進め方をつくっておくことが重要です。

たとえば、筋トレの場合、種目数の多いコースと、少ないコースと2つ用意しておきます。種目数が多いほうは20分、少ないほうは10分として選べるようにしておきます。ダンスなどを習っている方もいらっしゃると思います。クラスを選択するときに1週間で2時間の教室を2コマ取るよりも、1コマは1時間の短いコース。もう一つは2時間の長めのクラス、という方法もあります。

摂取カロリーのコントロール方法としては、ごはんの量を茶碗七分目にして、おかずの量も8割にするというコースと、ごはんの量はそのままでおかずを減らすコースと2パターン用意します。おなかがすいているときは後者を、減量してもだいじょうぶなときは前者を選ぶようにすると、失敗体験にならず無理なくできるでしょう。

このように、**常にレベルの高いものと低いものを用意しておき、そのときどきの自分のコンディションによって選ぶようにすると、継続につながります。**

EPILOGUE

「からだの節目」の年代を、若々しく健康的に走ろう

私はこの世界に飛び込んで、20年以上になります。過去にたくさんのクライアントさんを見てきました。そんななかでみなさんに共通しているのは、10年前と比べて「別人」になっているということ。

「10年前は腕立て伏せが1回もできなかったのに、20回2セットできるようになった！」

「10年前、いや今まで10kmなんて走れなかった。でも今は朝飯前よ！」

そんな40代、50代の方が、私のまわりにたくさんいます。10年前に若返ったというよりも、別人に生まれ変わったと、ご本人は思っていらっしゃいます。

これが運動のすばらしさの一つでもあります。本書は、主に40代以降の女性の方に向けて書かせていただきました。私もみなさんと同じ40代。

EPILOGUE

２０１１年で40歳になったときに、人生にとって、とても大きな節目の年だと実感しました。

人生80年としたら、マラソンでいうちょうど折り返し地点。ここまで走ってこられたことを自分でも褒めてあげたいです。振り返ると、険しい道も楽しい道もあったとしみじみ思います。そのたどってきた道を横目で見ながら、残りのハーフを現在爆走中です。

あなたは、「からだの節目」でもある、これからの道をどう走っていきますか？

健康やスポーツに関する仕事をしていると、まわりからはとかくストレスもなく、さぞ健康的な生活を送っているのだろうと想像されます。たしかに一般の方に比べたら多少なりともそうかもしれませんが、私もサボりたいと思うときもありますし、ジャンクフードを食べたくなることもあります。また、仕事が忙しいとストレスを抱えがちになり、悩むこともたくさんあります。

しかし私にとって救いなのは、健康であること。そして、どうしたら健康でいられるのかがわかっていることです。

そのためにもっとも重要なことは、「定期的に運動をすること」。そして、その運動することがたまたま好きだったということ。健康でいられる人とそうでない人の違いは、たったそれだけのことだと思っています。

EPILOGUE

本書を通して私が伝えたかったメッセージは、「運動してください」というよりも「生活のなかでからだを動かすことを、いやなことだと認識せずに若返るためと受けとってほしい」ということです。そのことが伝わっていたら、これほど嬉しいことはありません。

あなたは、この本を読み終えるまでにどのくらいかかりましたか？　その時間は、あなたが私と向き合ってくださった時間です。ありがとうございます。ですが、ここからはあなたが自分自身と向き合う時間が始まります。もしあなたが以前よりも活動的になったのなら、自分を褒めてあげてください。

２０１９年３月　中野ジェームズ修一

中野《なかの》ジェームズ修一《しゅういち》

（株）スポーツモチベーション最高技術責任者。ＰＴＩ認定プロフェッショナルフィジカルトレーナー。米国スポーツ医学会認定運動生理学士（ＡＣＳＭ／ＥＰ－Ｃ）。フィジカルを強化することで競技力向上や怪我予防、ロコモ・生活習慣病対策などを実現する「フィジカルトレーナー」の第一人者。卓球の福原愛選手やバドミントンの藤井瑞希選手など、多くのアスリートから絶大な支持を得る。２０１４年からは青山学院大学駅伝チームのフィジカル強化指導も担当。早くからモチベーションの大切さに着目し、日本では数少ないメンタルとフィジカルの両面を指導できるトレーナーとしても活躍。

東京・神楽坂の会員制パーソナルトレーニング施設「ＣＬＵＢ １００」の技術責任者を務める。

主な著書に『下半身に筋肉をつけると「太らない」「疲れない」』『上半身に筋肉をつけると「肩がこらない」「ねこ背にならない」』『体幹を鍛えると「おなかが出ない」「腰痛にならない」』（大和書房）、『きょうのストレッチ』（ポプラ社）『世界一伸びるストレッチ』（サンマーク出版）、『青学駅伝チームのスーパーストレッチ&バランスボールトレーニング』（徳間書店）、『医師に「運動しなさい」と言われたら最初に読む本』（日経ＢＰ社）他多数。

スポーツモチベーション　http://www.sport-motivation.com

図解《ずかい》でわかる
下半身《かはんしん》に筋肉《きんにく》をつけると「太《ふと》らない」「疲《つか》れない」

2019年4月5日　第1刷発行

著　者　中野《なかの》ジェームズ修一《しゅういち》
発行者　佐藤靖
発行所　大和《だいわ》書房
東京都文京区関口1-33-4　〒112-0014
電話　03（3203）4511
印　刷　歩プロセス
製　本　ナショナル製本

・デザイン
庄子佳奈
・イラスト
加納徳博
平井さくら
・編集協力
渡辺稔大
古谷有騎
（スポーツモチベーション）

ISBN 978-4-479-78464-7

http://www.daiwashobo.co.jp